JN098213

心配になったら
一番最初に
読む本

こどものアレルギー基礎BOOK

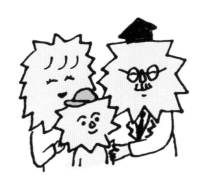

この「心配になったら一番最初に読む本　こどものアレルギー基礎BOOK」は、アレルギーを気にしていたり、アレルギーになったらどうしようと少し怖いイメージを持っていたりするお母さんやお父さんに向けた、こどもがかかりやすいアレルギーを中心に、基礎知識を幅広くわかりやすく、また読みやすくまとめた本です。

アレルギーの治療は自己判断せずお医者さんと一緒に取り組んでいきましょう

アレルギーの患者さんはとても多く、一度かかるとなかなか治りませんが、生活の質を落とさずにコントロールすることはむずかしくありません。そのためにも相手（アレルギー）のことを知り、上手なつき合い方を学ぶ必要があります。なによりも大事なことは、お医者さんと一緒に正しく治療することであることを、この本を通してお母さんとお父さんに知っていただけたらうれしいです。

1ページから読んでいただいても良いですが、いま症状が現れていたり、気になるアレルギーがあったりするようでしたら、そのページから読んでみるのも良いでしょう。

お子さんやご家族の健康のために、こどものアレルギーを学んでみてください。

昭和大学医学部 小児科学講座　今井孝成

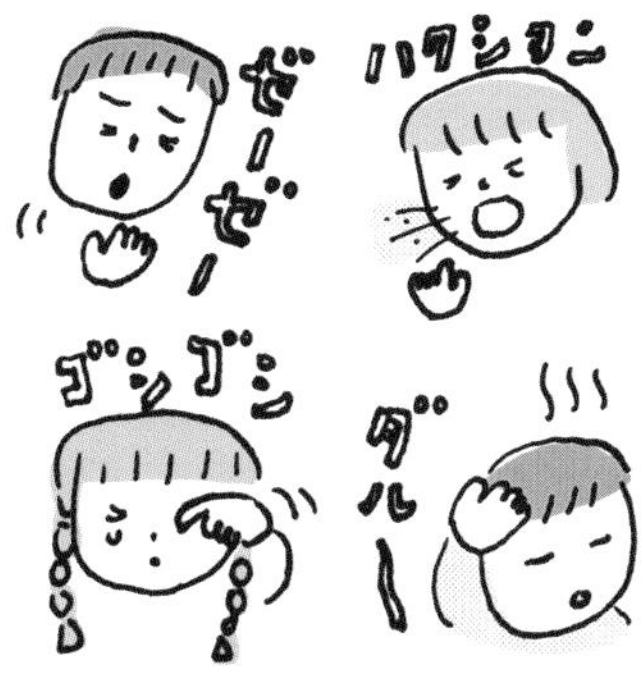

ハクション
ゼーゼー
ゴシゴシ
ダルー

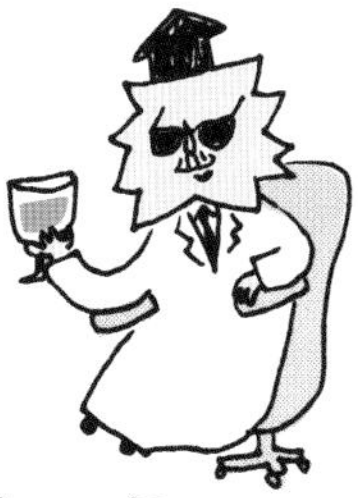

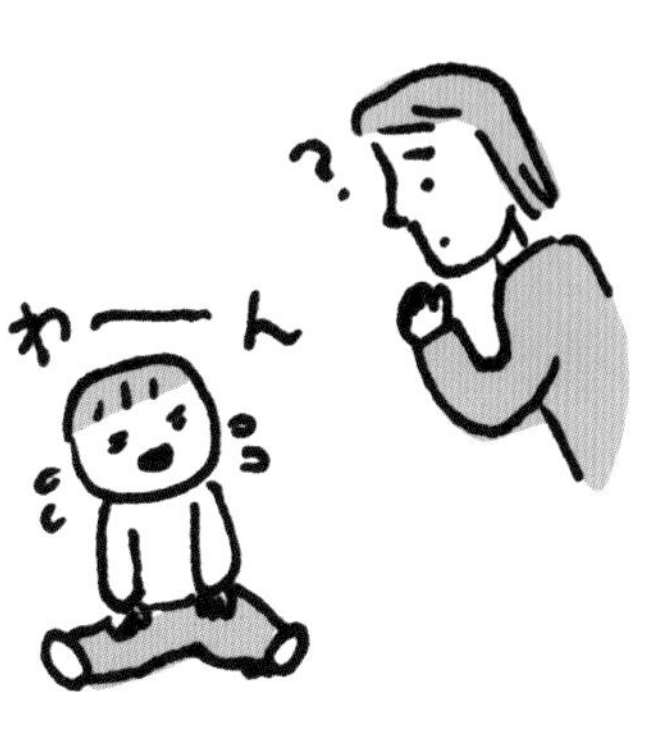
わーん

第1章

子どものアレルギー10の基礎ちしき

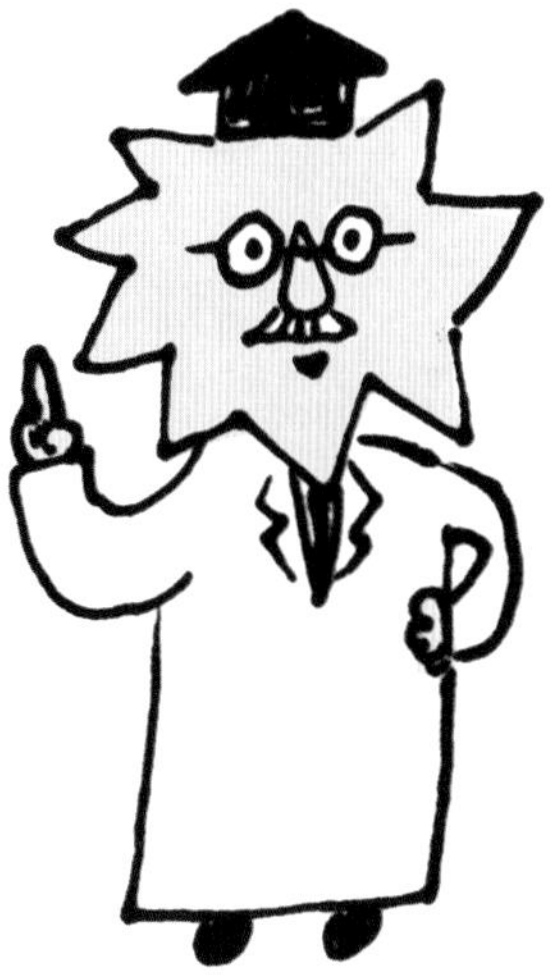

人はなぜアレルギーになるのでしょうか。
アレルギーはわたしたちの生活と深く関係しています。
備えておきたい基礎ちしきを学んでいきましょう。

基礎ちしき1

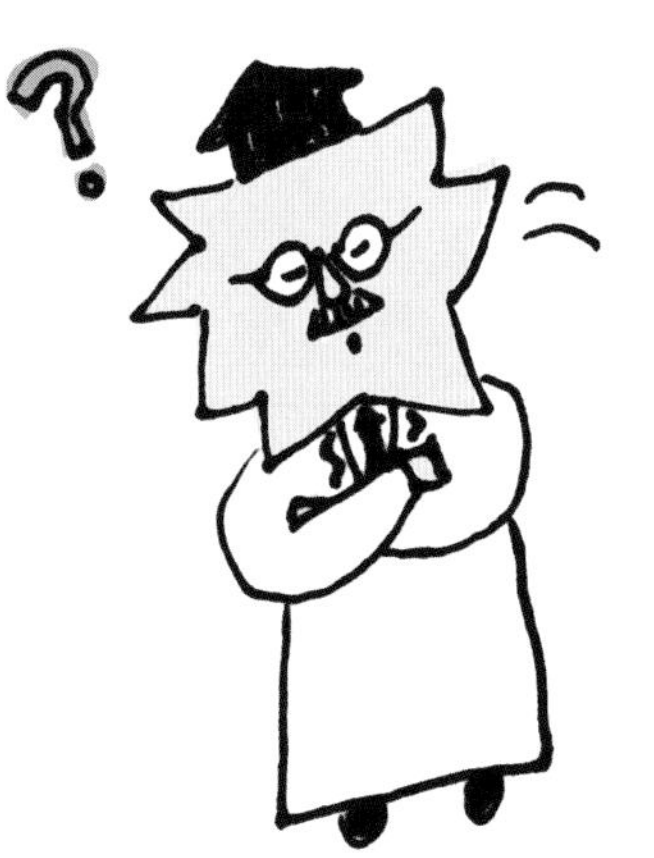

そもそもアレルギーってなあに？

アレルギーは抗体が勘違いして起こるもの

わたしたちの体では、細菌やウイルスなどの外敵が侵入したときに、敵に対抗するための抗体《こうたい》という物質がつくられるのを知っていますか。このしくみを「免疫《めんえき》」といいます。

この免疫が、本物の敵ではない食べ物、ホコリ、花粉などの無害なものに対して勘違いをし、過剰な免疫反応を起こしてしまうことがあります。これがアレルギー反応です。

一度つくられた抗体は、皮フや粘膜などにあるマスト細胞（※）の表面にたくさんくっついて（結合して）、次に、同じ原因物質が入ってきたらやっつけようと待機をしています。

そして再び、原因物質が入ってきて、またマスト細胞にくっつくのですが、このとき、マスト細胞の中にあるヒスタミンなど化学物質が多く放出されます。これが、湿疹やかゆみなどの症状を引き起こす原因です。

アレルギーになりやすい子どもと、あまり症状が重くない子どもがいますよね。その違いは、アレルギーに対する抗体をたくさんつくりやすい体質だったり、アレルゲン（アレルギーの原因）に多くさらされる環境が関係していたりすることも考えられます。

アレルギーの原因「アレルゲン」

食べ物、花粉、カビ、ダニ、ハウスダスト、金属、昆虫、薬物などのアレルギーを起こす原因物質のことを「アレルゲン」といいます。

「アレルゲン」は、口や鼻、目や皮フなどから体の中に入り、くしゃみや鼻水、せき、肌の赤みやかゆみなどを引き起こしますが、これらの症状が同じでも、人によってアレルギーの種類は違うことがあります。

自分のアレルゲンが何なのかは、アレルゲンが体内に侵入してきた際、アレルギー反応があらわれた際に病院やクリニックで検査を受けることで調べることができます。

おもなアレルギーは短い時間に症状が出る即時型タイプ

アレルギーには、花粉症、アトピー性皮フ炎、アレルギー性鼻炎、気管支ぜん息、食物アレルギーなど、おもに5つのタイプがあります。

これらのアレルギー発症には、IgE（アイジーイー）という抗体が関係をしていて、アレルゲンが体内に入ってから、比較的、短い時間（数時間）で症状があらわれるのが特徴で「即時型《そくじがた》アレルギー」といわれています。

なかでも、食物アレルギーの多くが「即時型」で、アレルゲンとなるものを食べると2時間以内にアレルギー反応が起こります。（→30ページ）

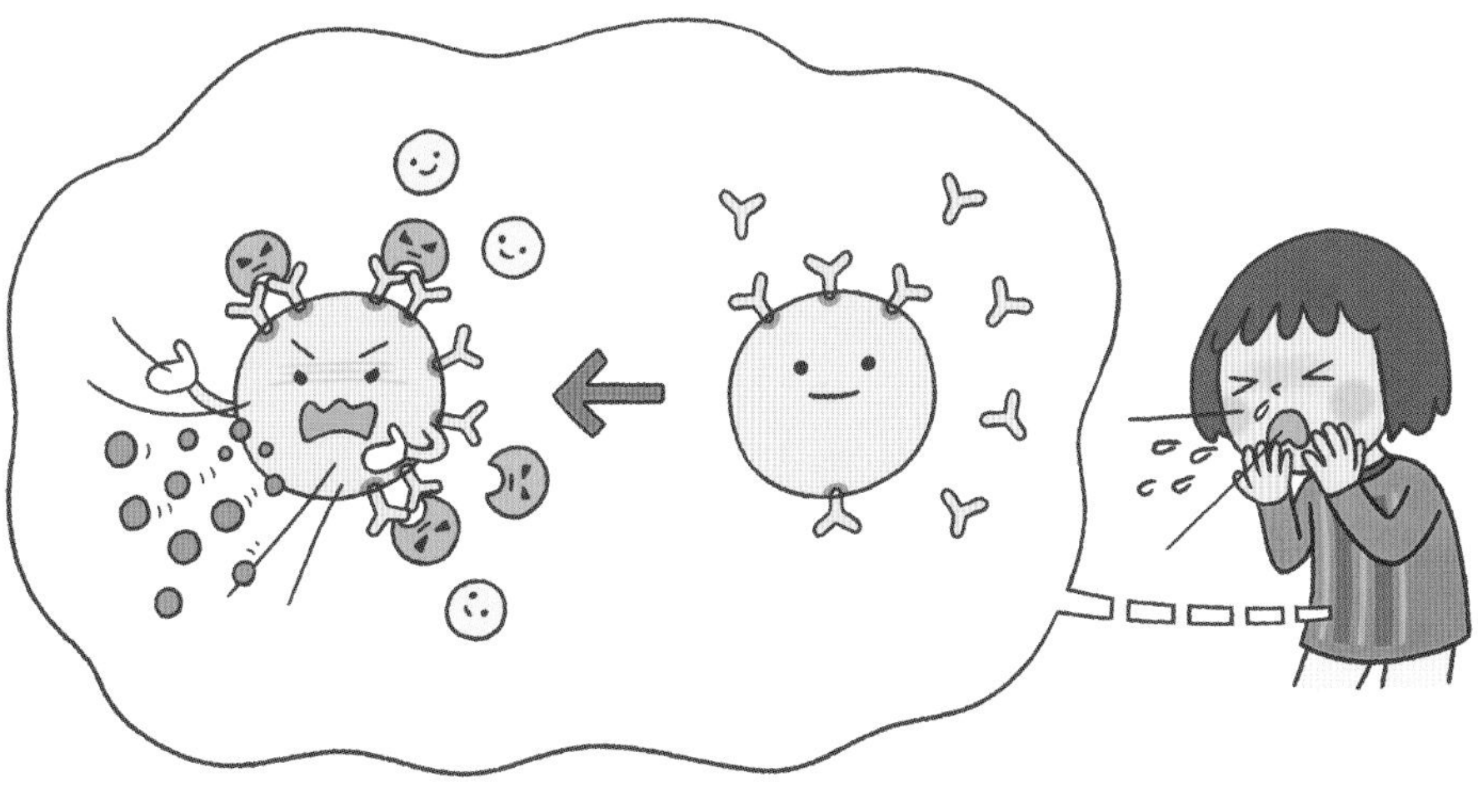

※マスト細胞とは……
血液内に存在する細胞で、生体防御機能があり、アレルギー反応の主要な役割をしています。

基礎ちしき②

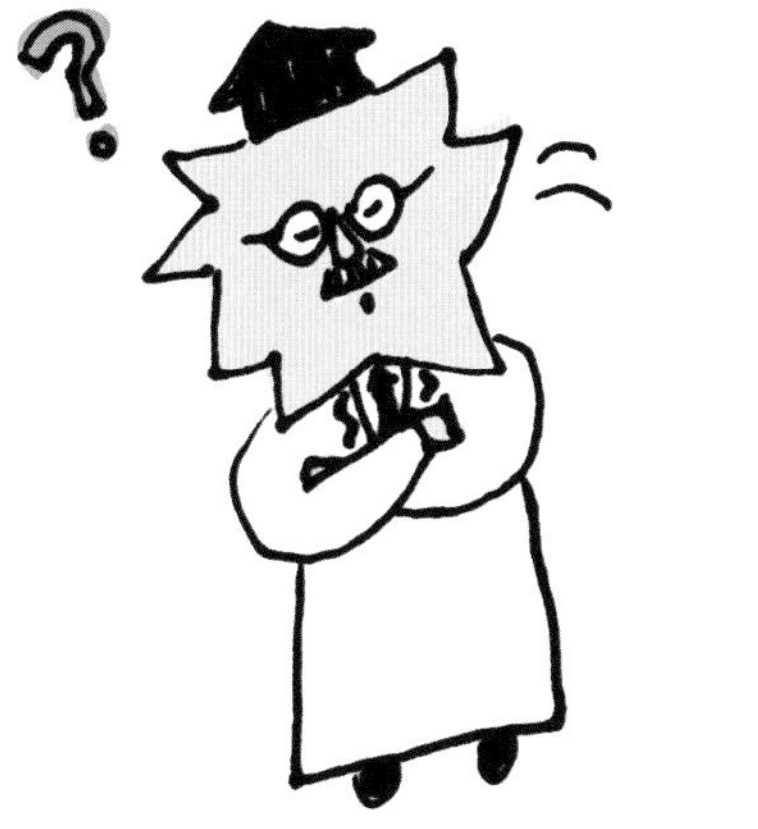

アレルギーは子どものころになるもの？

都市部に住む子どもの2人に1人がアレルギー

アレルギー症状をもっている子どもたちは、いったいどれくらいいるのでしょう。

厚生労働省の「リウマチ・アレルギー対策委員会報告書」によると、2005年では日本人の約3人に1人でしたが、2011年では約2人に1人と、大幅に増加しています。

とくに0～14歳の子どもたちの約40%に何らかのアレルギー症状があり、さらに、東京や大阪など都市部に住む4歳以下の子どもの51.5%にアレルギー症状が見られるそうです。

なかでも気管支ぜん息は、6～12歳にかかるケースが増え、30年間で10倍に、アトピー性皮フ炎は5～10倍に増加しているといいます。

かかりやすいアレルギーは？

子どもがかかりやすい、代表的なアレルギーは、「アトピー性皮フ炎」「アレルギー性鼻炎」「気管支ぜん息」「食物アレルギー」などです（→16ページ）。

また、どれかひとつだけ発症するケースよりも、複数の病気を併発しているのが子どものアレルギーに多く見られます。たとえば、1歳でアトピー性皮フ炎になったら、3歳で気管支ぜん息、アレルギー性鼻炎になることもあります。

このように、子どもの成長とともに、形を変えて症状が出ることを「アレルギーマーチ」（→18ページ）といいます。

アレルギーの人はなぜ増えたの？

子どもに限ったことではなく、アレルギーの患者さんは、まわりを見ても多いなと実感できるほど増えています。

その理由のひとつに、時代が進むにつれ、わたしたちの住む環境や食生活が大きく変わり、その変化が体を外敵から守るしくみの「免疫」に影響して、アレルギーになる人が増えたという考えがあります。ほかにも、自然環境の変化も、アレルギーに大きく影響しているともいわれています。

アレルギーは、日本だけでなく、世界中の人がかかります。ただ、国や地域によって人種や生活・環境が違うので、どのアレルギー疾患になるかはまちまちです。

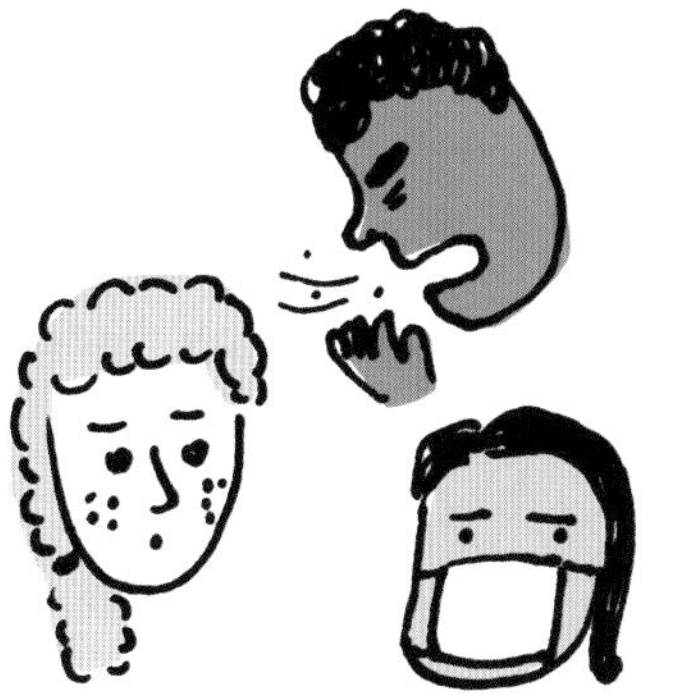

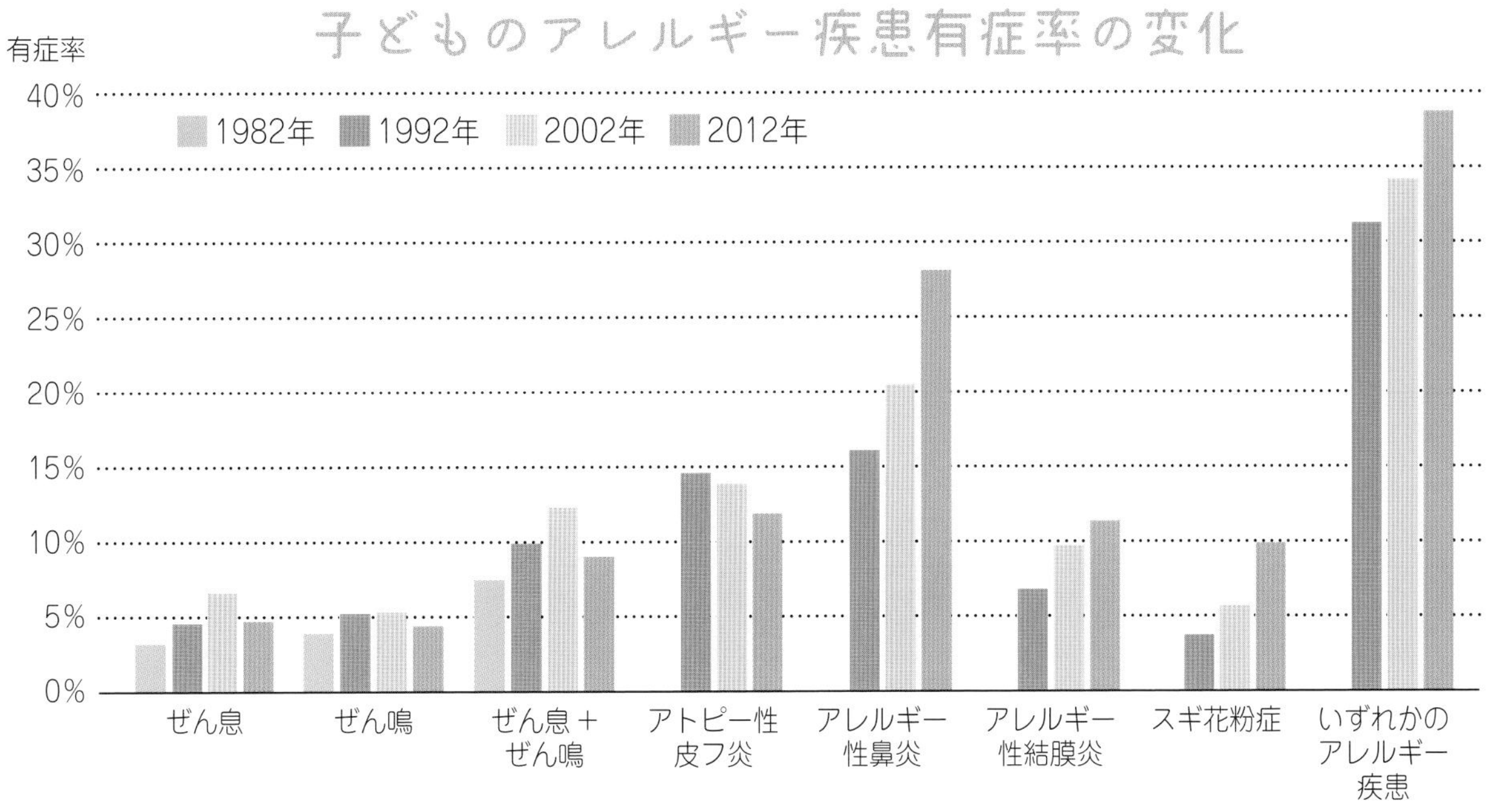

独立行政法人環境再生保全機構「すこやかライフ」2014年3月発行より

基礎ちしき3

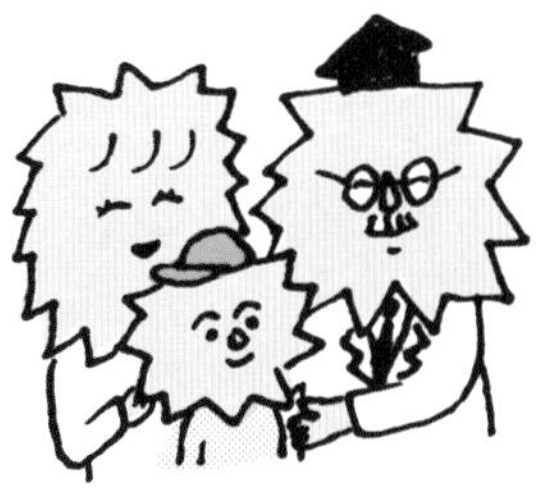

家族にアレルギーの人がいると遺伝するの？

家族にアレルギーのある人がいるとその子どももアレルギーになりやすいとされている

子どもがアレルギーになるのは、遺伝と環境が影響していることがわかっています。両親ともにアレルギーがある場合と、一方の親だけにある場合を比べると、両親ともにアレルギーがある子どものほうが、アレルギー症状が出やすいとされているのです。

病院で受診すると、家族にアレルギーの人がいるか聞かれることがありますよね。それは、遺伝的にアレルギーを発症しやすい傾向にあるかどうかを確認するためです。

ただ、親がアレルギーだからといって、かならず子どもも発症するとは限りません。あくまでもアレルギーを起こしやすいもととなる因子が遺伝するだけで、症状が出るかどうかは、家や外の環境によって大きく異なります。

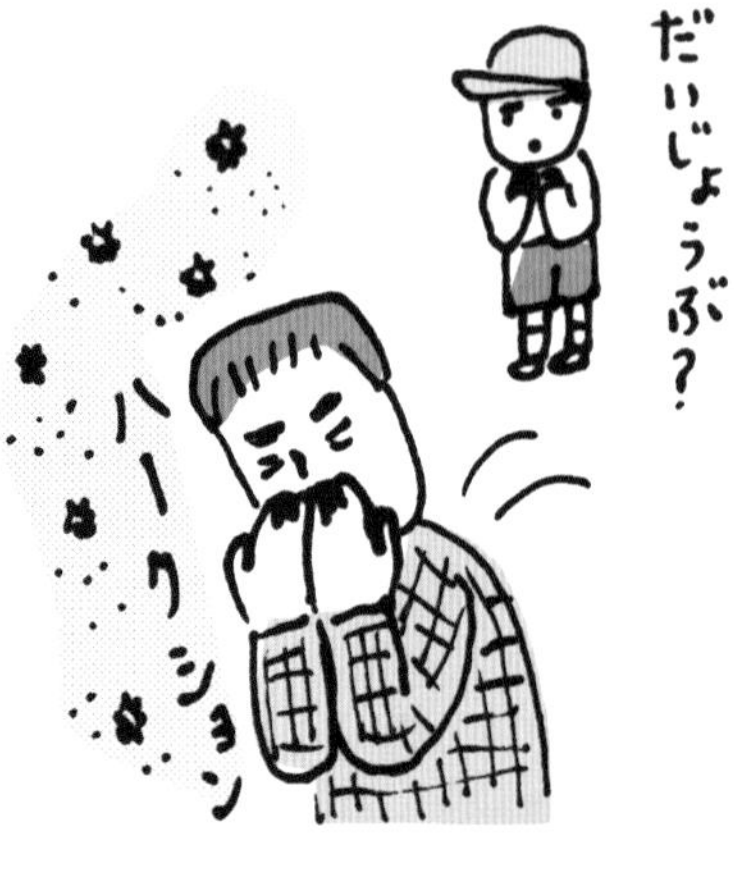

子どもと大人では症状や原因が違うことがある

アレルギーのない人も、アレルギーの原因となる食べ物、ダニやカビ、花粉などを体に取り込んでいますが、アレルギー体質の人はこれらが体に入ると過剰に反応し、皮フのかゆみや赤み、くしゃみ、下痢など、体にとって有害な症状が出ます。

発症する理由は、子どもでも大人でも同じですが、**アレルギー症状の出かたや原因は、子どもと大人では違うことがあります。**

アトピー性皮フ炎の症状は、乳児期には顔や頭に出て、幼児期には体や足、ひじやひざなどの関節の内側に出ます。思春期以降になると顔や胸、背中、ひじなどの上半身に湿疹が出やすくなります。

また、食物アレルギーは、鶏卵、牛乳、小麦で発症する子どもが多いのに比べて、大人は果物、小麦、甲かく類が多いです。子どもの場合は成長とともに治ることもありますが、大人になってからのアレルギーは治りにくいこともあります。

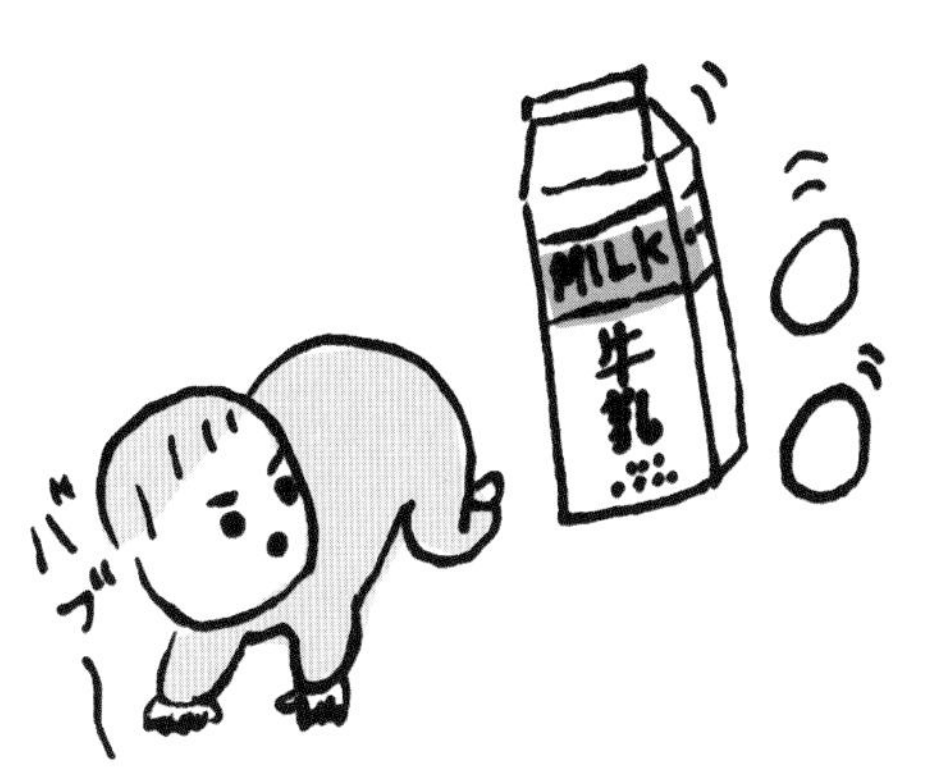
MILK
牛乳
バブ〜

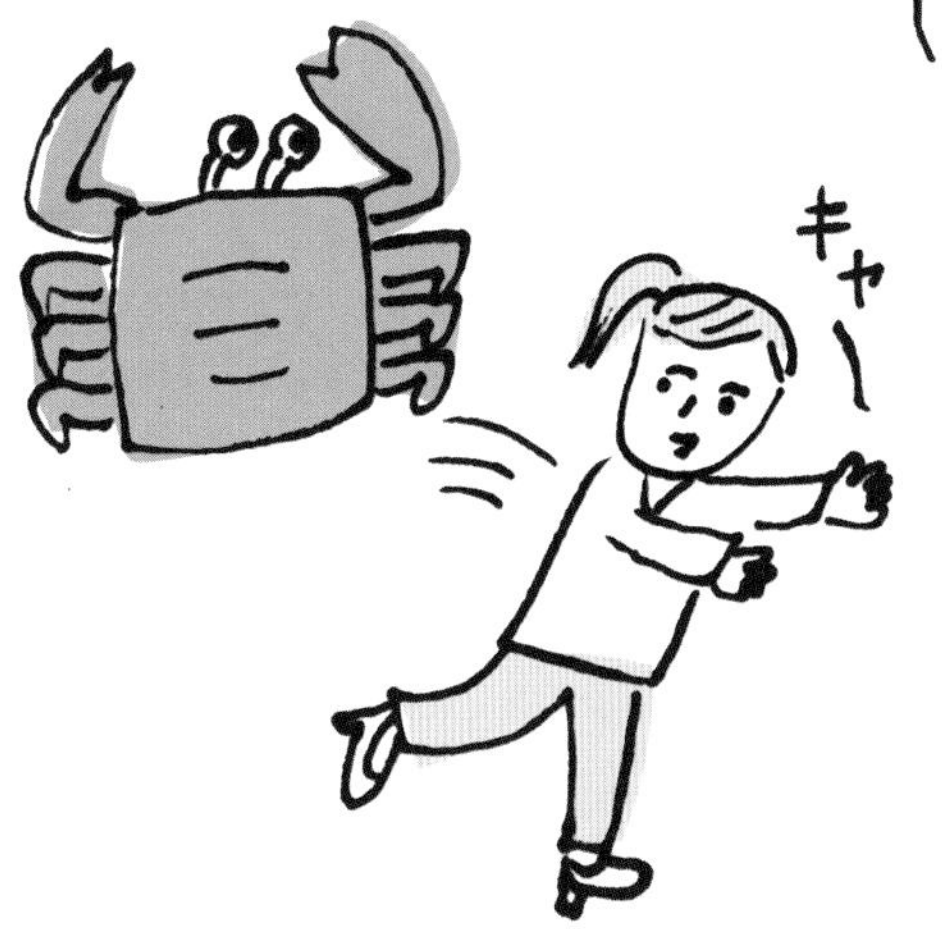
キャ〜

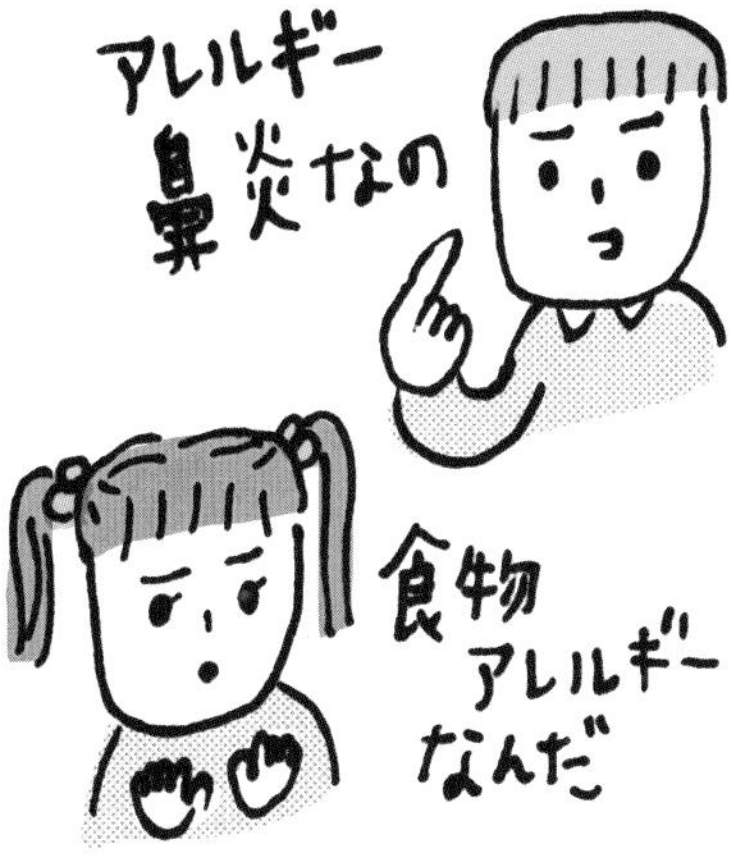
アレルギー鼻炎なの
食物アレルギーなんだ

基礎ちしき④

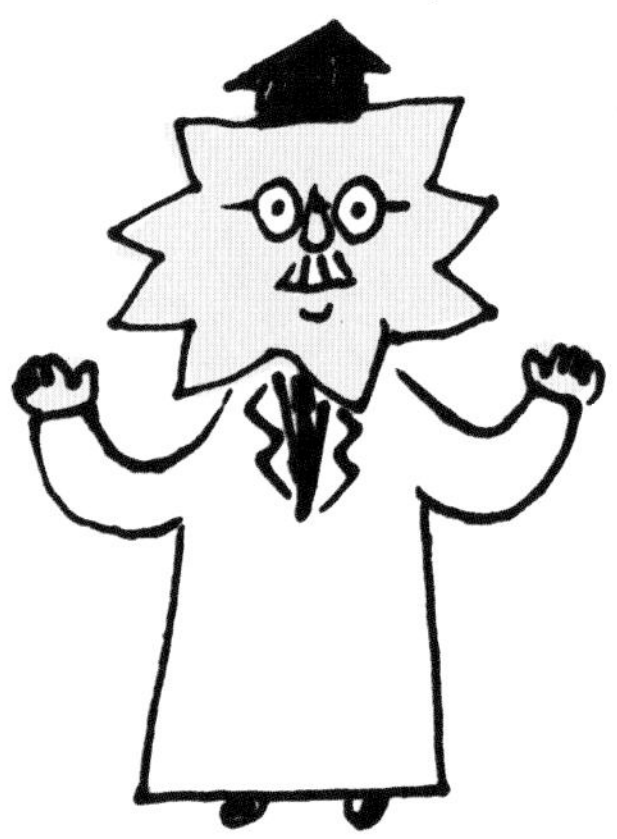

何歳くらいにアレルギーが出るの？

0～12歳くらいまで体の成長にともなって種類が異なることも

アレルギー疾患は、乳児期～小児期にあらわれることが多いのは、先にお話しした通りです。

といっても、すべてのアレルギーが乳幼児期に集中するわけではありません。成長にともなって生じるアレルギー反応は変わってきますし、大人になってからかかるものもあります。

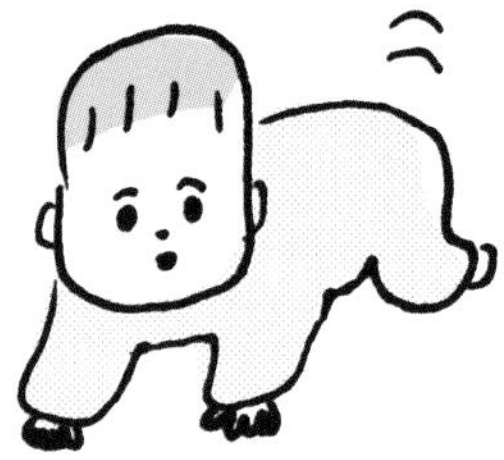

0歳ごろのアレルギー

乳児期にあらわれやすいのは食物アレルギーとアトピー性皮フ炎です。でも、それがアレルギーによるものなのか、ほかに原因があるのか判断がむずかしい時期でもあります。牛乳を飲むとかならず下痢をする場合は、消化・吸収不良（乳糖《にゅうとう》不《ふ》耐症《たいしょう》）の可能性もあります。気管支ぜん息に似たせきが起こることもしばしば。お父さんやお母さんが症状を注意深く観察することが大切です。

粉ミルクに反応する新生児‐乳児消化管アレルギー

生まれてすぐの新生児や乳児期に、ミルクを飲んで吐いたり、下痢をしたり、ミルクを飲んで吐いたり、血便などの症状があらわれたりすることがあります。これを「新生児‐乳児消化管アレルギー」と呼んでいます。

消化器系の症状がなくても、哺乳力が少ないため元気があまり出ず、体重がなかなか増えないという場合もあります。

これらの症状が見られて、少し様子を見ても改善しなかったら、お医者さんに診てもらいましょう。アレルギーの原因となったミルクを、アレルギー用ミルクに変更することで症状が緩和されたり改善されたりすることも多いです。

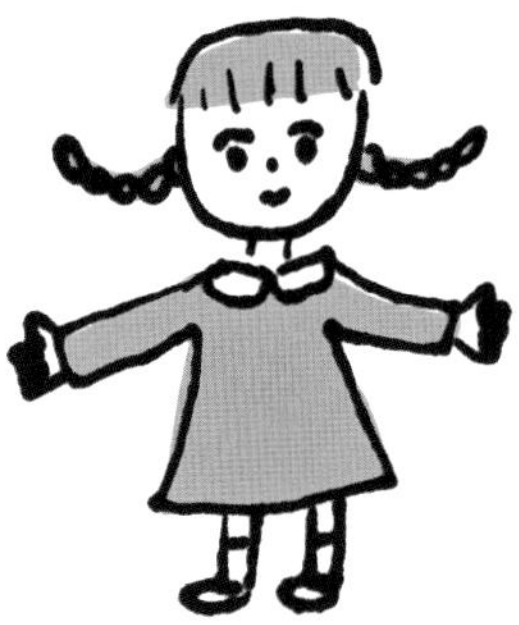

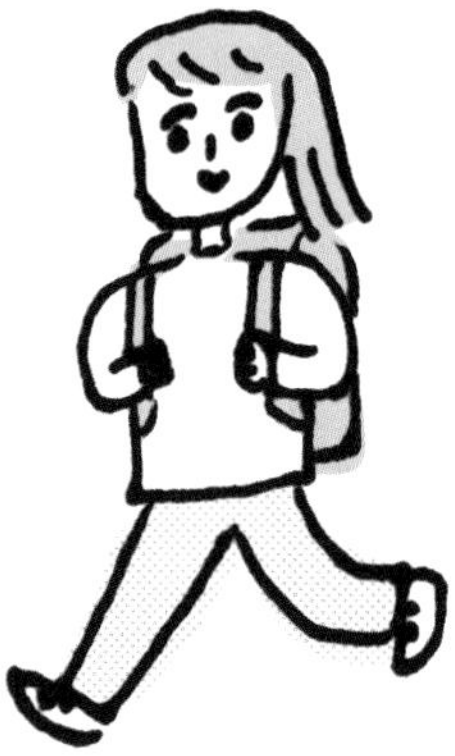

1～6歳ごろのアレルギー

消化器をはじめとする体の各器官が乳児期にくらべて発達してくるので、0～1歳で出ていたアレルギー症状が軽くなったり、治ったりすることもあります。とくに、食物アレルギーは原因となる食べ物を食べても症状が出なくなることもあるので、お医者さんと相談して食事を見直すとよいでしょう。一方、体が大きくなるにつれて、ダニやハウスダストなどに敏感に反応するようになり、気管支ぜん息になることもあります。

6～10歳ごろのアレルギー

体の各器官が発達すると、体を病気から守る免疫系、内分泌系ホルモンなどの機能も整います。気管支ぜん息がよくなるのもこの時期ですが、活動範囲が広がり、屋外のホコリや花粉と接触する機会が増えるので、アレルギー性鼻炎などが起こりやすくなります。思春期にかけては、病気を自ら対処できるようになる子どもも増えます。ただ、きちんとした対処ができていないと、症状が悪化してしまうこともあります。

基礎ちしき5

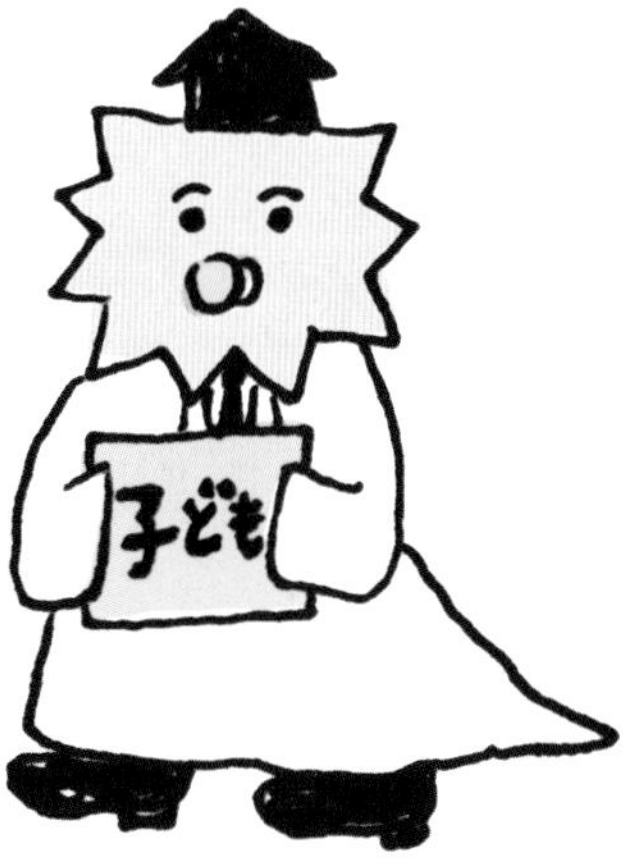

子どものアレルギーにはどんな種類があるの？

アトピー性皮フ炎

皮フの強いかゆみと炎症が特徴で、乳児期に発症しやすい病気です。赤み、ブツブツなどの症状があらわれます。

ステロイド外用薬を使いますが、以前はわるい薬ではないかと敬遠された時代もありました。最近は理解が進んで、炎症を効果的にしずめることが証明されています。炎症がおさまれば、保湿剤などによるスキンケアで肌はきれいになります。

アレルギー性鼻炎

おもに、スギやヒノキなどの「花粉」を、体に害のある異物として認識してしまう病気です。季節性アレルギー性鼻炎（花粉症）は、いまでは、日本人の4人に1人以上は発症する国民病といわれるほどになっていて、くしゃみ、鼻水、鼻づまりの症状が起きます。

また、ハウスダストやダニが原因で、一年中症状が出る通年性アレルギー性鼻炎もあります。これらの症状は、アレルゲン免疫療法という治療法で、根本から治すことが期待できます。

食物アレルギー

わたしたちの体は、ふつう「食べ物は害のある異物ではない」と認識しているので、アレルギー反応が起きることなくきちんと栄養素を消化・吸収できます。ところが、免疫反応を体で上手に調節できないと、食べ物を有害な異物と認識してしまうことがあります。食物アレルギーの原因は、よく知られている食べ物以外にもあります。

症状は皮フのブツブツや赤み、手足のむくみのほか、呼吸困難や下痢など、全身に症状が出ることもあります。まれにショック状態を引き起こすこともあります。

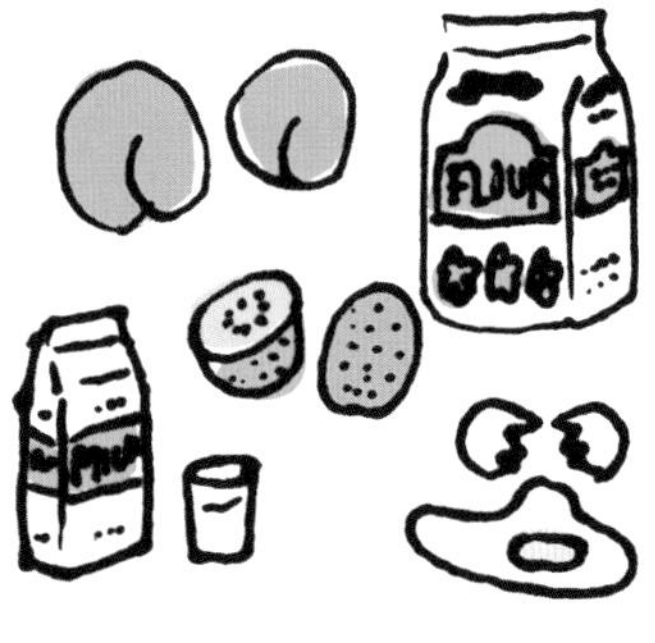

気管支ぜん息

アレルギーによる慢性的な炎症ができることで、気道（空気の通り道）がせまくなり、呼吸が苦しくなる状態で、よいときとわるいときをくり返す病気です。この気道がちょっとした刺激にも過敏に反応するようになって、発作をくり返したり、呼吸に関連する症状が出たりします。また、せきに悩まされたり、発作の際に呼吸困難に陥ることもあります。

むかしは発作で亡くなる人が多かったのですが、管理方法が進歩したいまでは、気管支ぜん息で亡くなる子どもは「0《ゼロ》」になりました。

そのほかのアレルギー

子どもに限ったことではありませんが、スギ花粉などが飛ぶときに涙が出て目がかゆくなる「アレルギー性結膜炎」や、薬でアレルギーが起きる「薬物アレルギー」、ハチの毒などで症状が出る「ハチ毒アレルギー」などがあります。

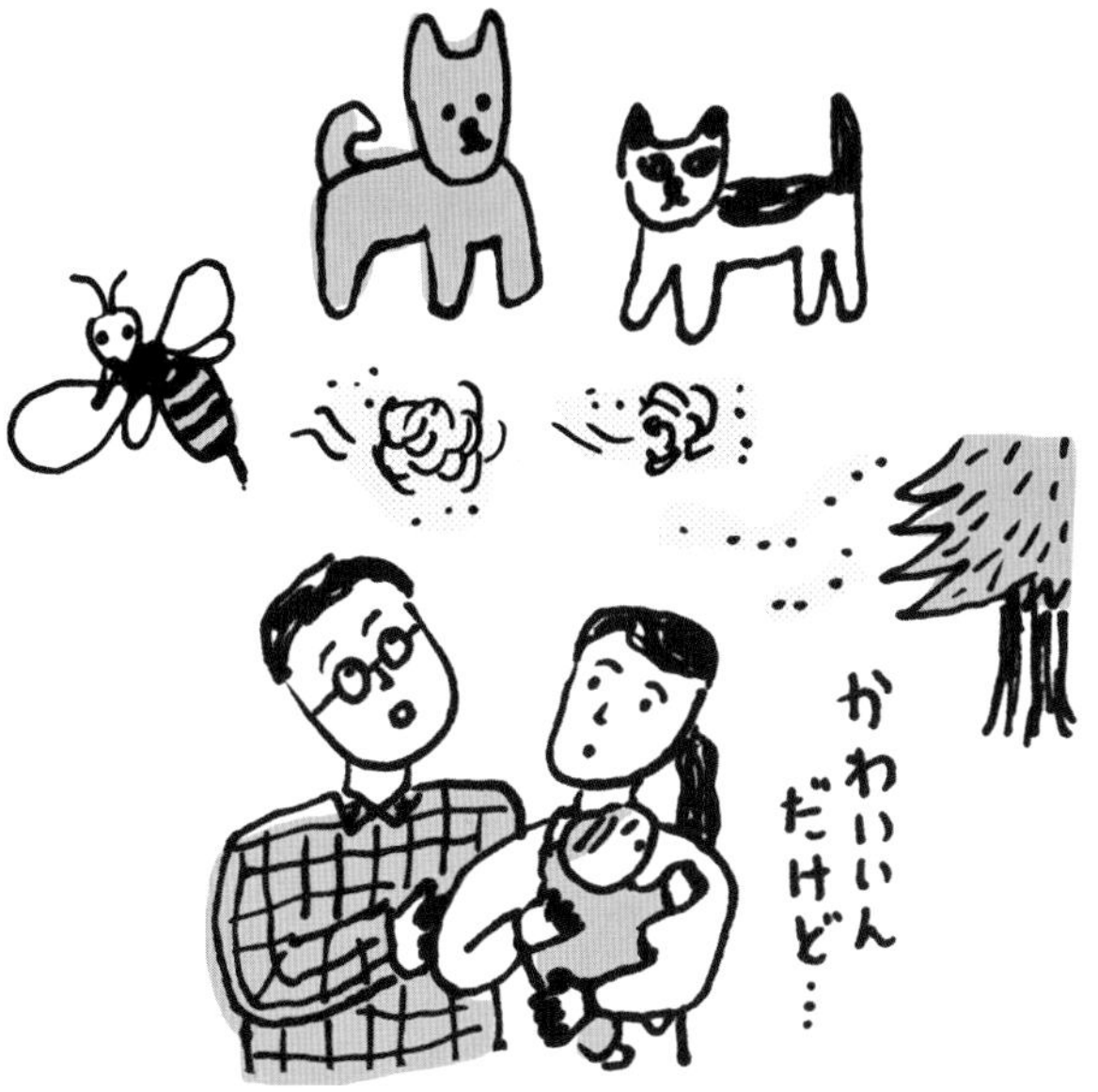

基礎ちしき⑥

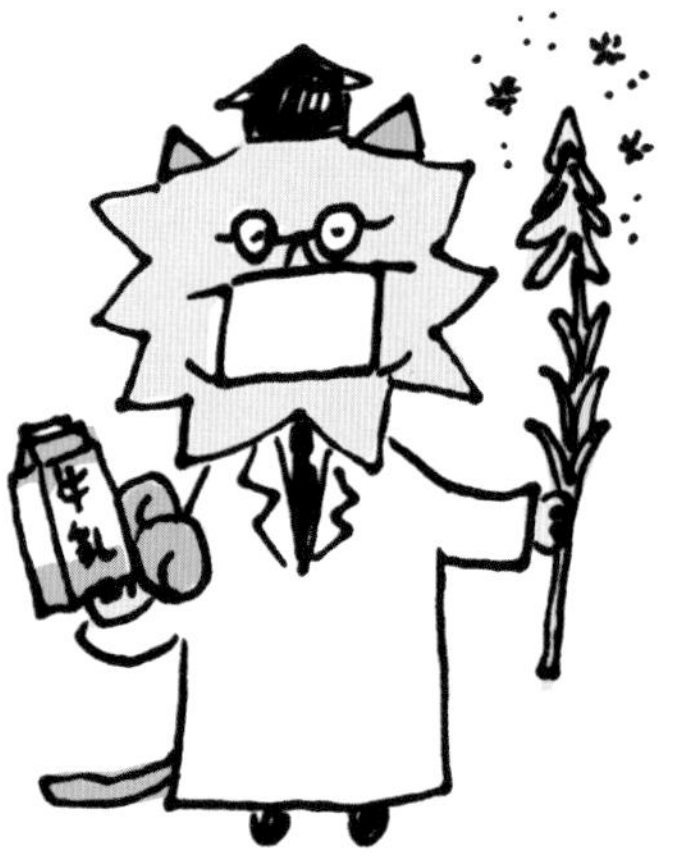

同じ子どもが種類の異なるアレルギーになることはあるの？

成長とともに別のアレルギーがあらわれる「アレルギーマーチ」

アレルギーを発症する子どもが、種類の異なるアレルギー疾患にかかることがあります。

たとえば、乳幼児期にアトピー性皮フ炎を発症している子どもが、成長してから気管支ぜん息やアレルギー性鼻炎などのアレルギー疾患を発症することもあります。

このように、成長にともなって、もともとかかっていたアレルギーとは別のアレルギー疾患があらわれることを「アレルギーマーチ」といいます。

アトピー性皮フ炎の子どもは、皮フのバリア機能が下がっているので、アレルゲンが皮フから侵入しやすくなっています。そのため、「アレルギーマーチ」があらわれやすいと考えられています。

アレルギーマーチは、アレルギーをもっている子どもの全員にあらわれるわけではありません。また、アレルギーのはじまりに発症するのがアトピー性皮フ炎とも限りません。花粉症や食物アレルギーなどが先に発症する場合もあります。

アレルギーマーチは初期に気づくと診断に役立つ

万が一、アレルギーマーチが起きてしまってもあわてる必要はありません。

ただし、症状だけで独自で判断をせずに、専門のお医者さんに相談をしながら対処していきましょう。

まずは、子どもの様子を見て、変化を見逃さないようにしてください。初期におうちの方が気づくことは診断にとても役立ちます。

【アレルギーマーチの流れ（例）】

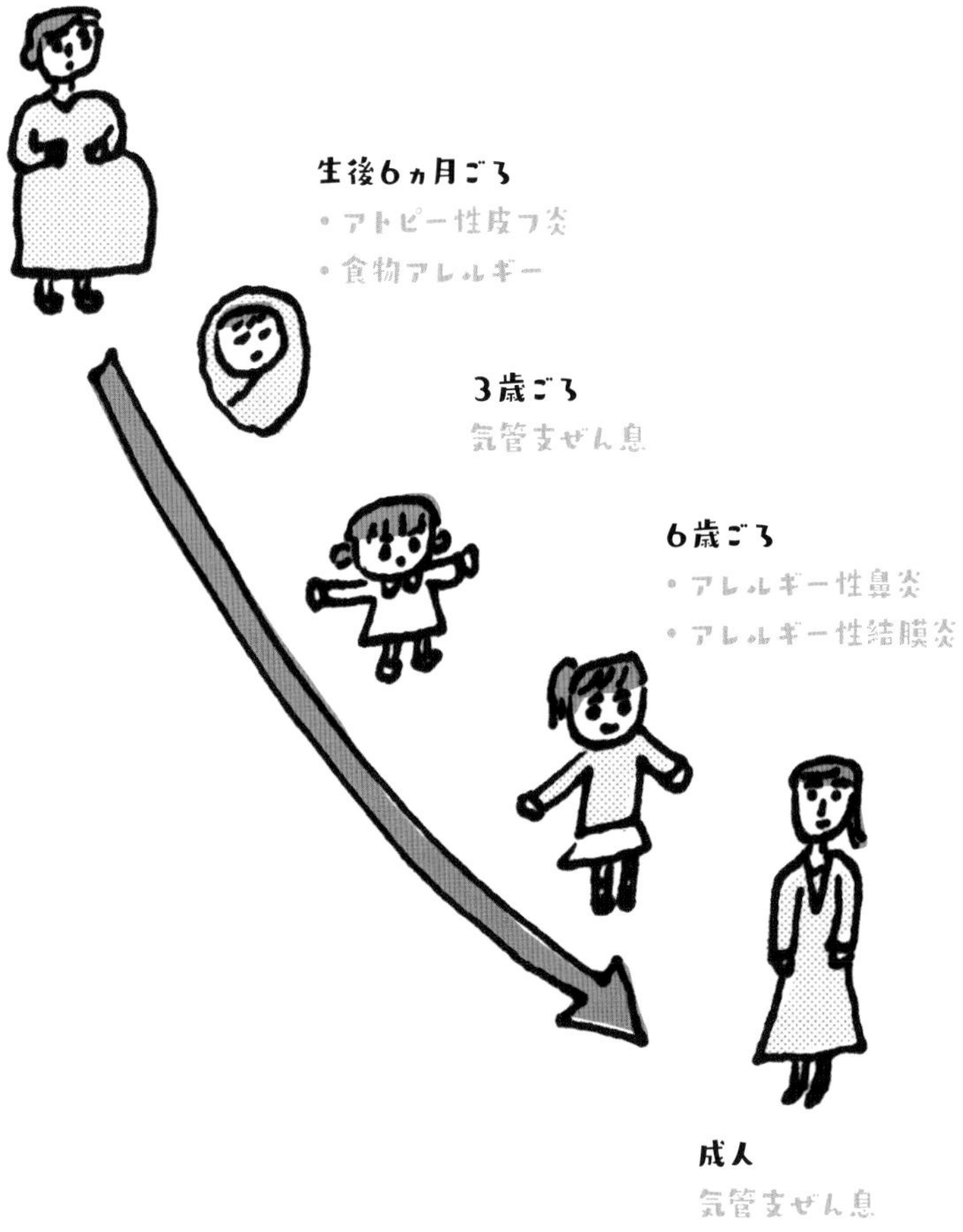

アレルギー疾患患者におけるほかのアレルギー疾患の合併頻度

単位％

合併しているアレルギー疾患	ぜん息	アトピー性皮フ炎	アトピー性鼻炎	アトピー性結膜炎	スギ花粉症	食物アレルギー	アナフィラキシー
ぜん息	-	11.8	9.8	10.3	8.2	17.4	21.3
アトピー性皮フ炎	29.3	-	19.2	21.8	19.9	43.8	37.4
アトピー性鼻炎	58.1	46.0	-	73.9	92.7	52.4	60.8
アトピー性結膜炎	24.8	21.2	30.0	-	61.2	26.4	33.7
スギ花粉症	17.2	16.8	32.8	53.3	-	21.6	26.0
食物アレルギー	13.1	13.3	6.7	8.3	7.8	-	85.0
アナフィラキシー	3.6	2.6	1.8	2.4	2.1	19.2	-

独立行政法人　環境再生保全機構研究「小児気管支ぜん息の経年変化および地域差に関する調査研究」より

基礎ちしき⑦

どんな病院に行けばいいの？

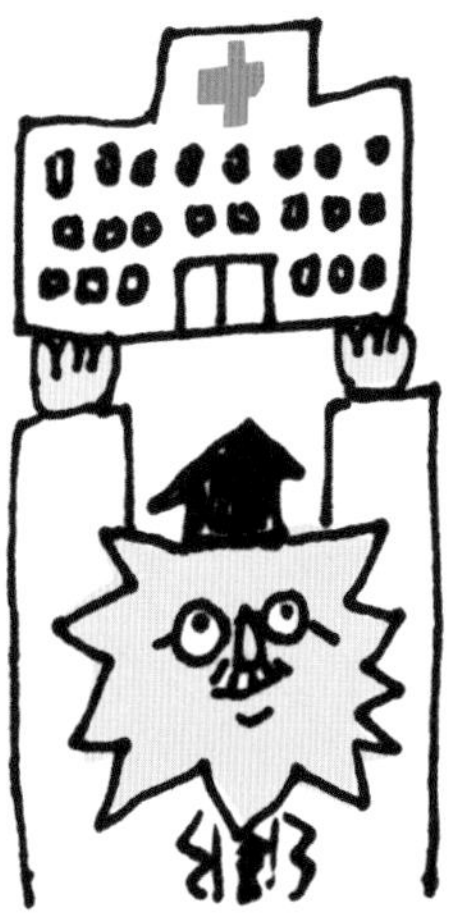

専門のお医者さんに早めに相談を

食物アレルギーや気管支ぜん息などのアレルギーが疑われるときは、早めにお医者さんに診てもらいましょう。

命の危険のあるアナフィラキシーショックが起きる可能性のある場合は、緊急時にも対応してもらえるように、かかりつけの病院、担当医を決めておくと安心です。

日本アレルギー学会認定の専門のお医者さん

日本アレルギー学会は、アレルギーの病気に対して専門的な知識があり、アレルギーの病気に実際にかかっている患者さんの診察経験があるお医者さんを専門医・指導医として認定しています。公式 HP では都道府県、専門分野（小児科、内科など）を入力すると、専門医の氏名と勤務先などを検索できます。

小児科・アレルギー科

アレルギーを疑う症状があったら、子どもの場合は小児科、大人の場合は内科かアレルギー科を受診しましょう。一般的に、小児科であれば子どものアレルギーの病気は診ることができますが、アレルギーを専門で診ているお医者さんやアレルギー外来があるかどうかなどを事前に調べておくとよいです。

日本アレルギー学会認定専門医・指導医に関する情報

●日本アレルギー学会認定専門医・指導医
https://www.jsaweb.jp/modules/ninteilist_general/
●日本アレルギー学会専門医・指導医一覧マップ
https://www.jsaweb.jp/modules/ninteilist_general_map/

基礎ちしき8

どんな検査をするの？

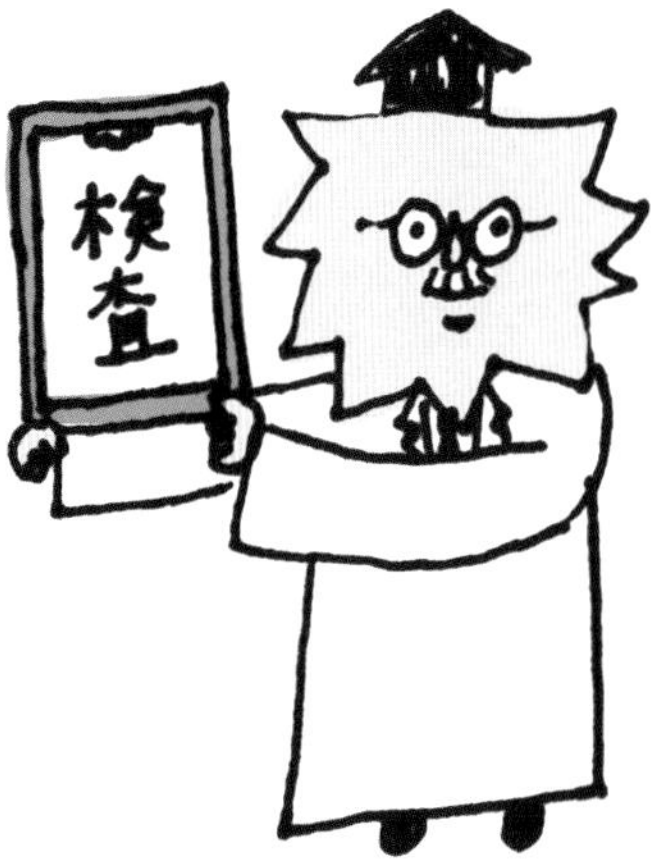

何が原因なの？まずは検査から

アレルギーの治療は、まず原因を探るところからスタートします。原因がわかれば、アレルギーを起こす原因をなるべく避けたり、気をつけたりすることができるからです。

おもなアレルギー検査は、皮フテストや血液検査ですが、病気によっては、検査が追加されることもあります。

血液検査

血液を採って、アレルギーの原因として疑われる食べ物やハウスダスト、カビ、ペット、花粉などに対して反応する免疫物質（IgE 抗体）が、血液中にどれくらい存在するか確かめる検査です。検査結果で数値が高ければ、原因となる物質に対してアレルギーを起こす可能性が高いと考えられますが、かならずしもアレルギーが起きるとは限らないため、ほかの検査もあわせて判断します。

皮フテスト

疑わしいアレルゲンを腕の内側に1滴たらし、針で少し皮フを傷つけて 15 分後に皮フの反応を見る検査です。もし赤く腫れたら、アレルギー反応が出ていると考えます。赤ちゃんや幼児でも受けることのできる検査で、プリックテストとよばれることもあります。

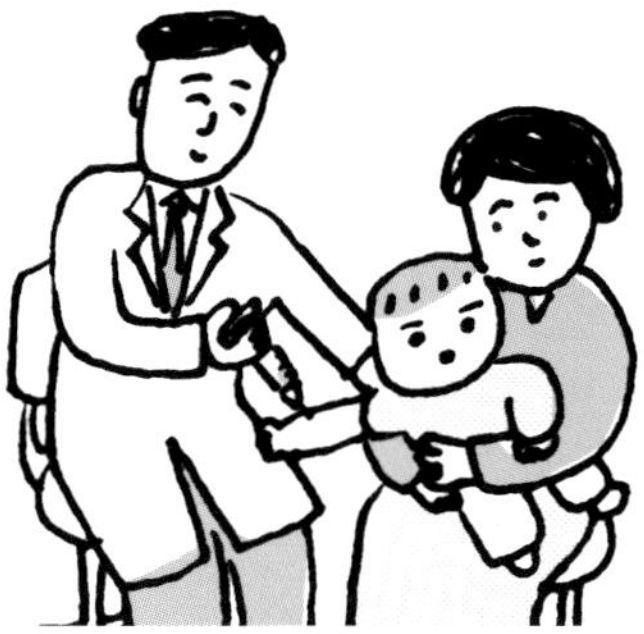

結果が出たら、薬や生活指導などさまざまな方法でお医者さんの指導に沿って治療が始まります。長くかかる場合は、進め方などを相談しましょう。

基礎ちしきの

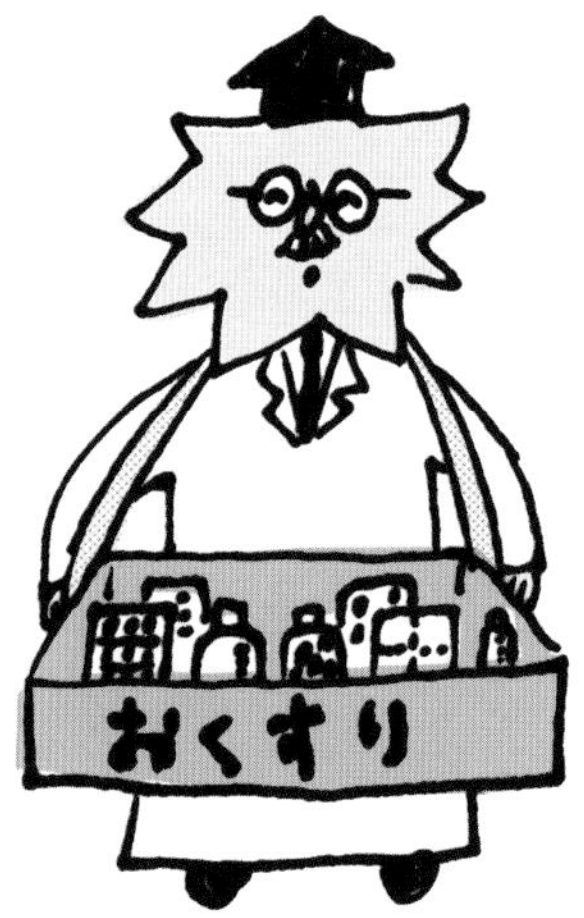

子どものアレルギーの薬ってどんなもの？

子どもの薬と大人の薬の違いは？

アレルギーの薬には、子ども用と大人用があります。どちらもアレルギーのさまざまな症状を改善する点では同じですが、必要な量や飲み方、薬の形状（剤形）は違います。

それは、子どもは腸や腎臓、肝臓などの臓器が未熟なので、大人と違って薬が体外へ出ていくスピードが遅かったり、副作用が出やすかったりするからです。

薬を処方する際、大人と子どもは年齢で判断し、体重に合わせて薬の量を決めていきます。

子ども用の薬は、種類にもよりますが、甘くシロップ状にしたものや、ゼリーに溶かして飲み込みやすくするような粉薬があります。赤ちゃんや小さな子どもも無理なく飲めるでしょう。

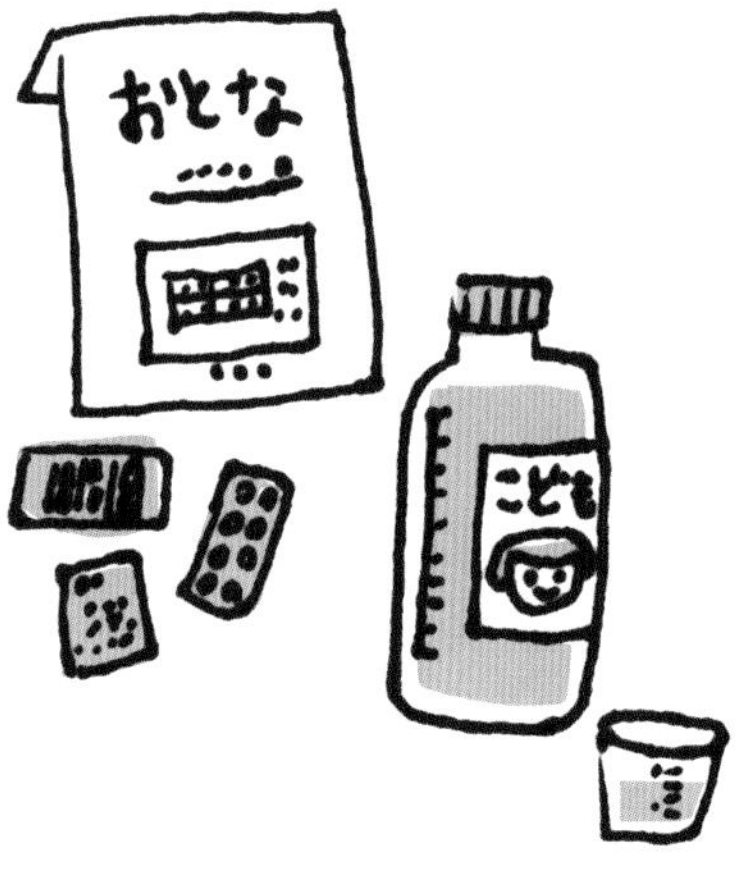

正しい薬の飲みかたって？

「薬は用法・用量を守って飲みましょう」というただし書きは、どれくらいの量をどんな方法で飲めばよいかというルールです。わざわざ書く理由は、約束を守らないと副作用が出たり、効果が得られなかったりするからです。

アレルギー以外の病気があるときは、お医者さんや薬剤師さんに伝えましょう。それにより、薬を変更することもあります。また症状がよくならないときも、お医者さんに相談してみましょう。

病院でもらえる薬と市販薬との違いは？

病院やクリニックなどの医療機関で、お医者さんが診察したあとに処方する薬は、「医療用医薬品」といいます。

医療用医薬品は、病気の状態や症状などに対してお医者さんが「この薬が必要だ」と判断して出した薬のことで、ほとんどの場合に保険が適用されます。

一方、市販の薬はお医者さんの診察や指示は必要なく、薬剤師などのアドバイスを聞いて、薬局やドラッグストアで買うことができます。

市販薬には、どれくらいの量をどのような方法で飲めばよいか、効果や副作用はどんなものがあるかなどをわかりやすく書いてある説明書がついているので、事前によく読んで理解することが大切です。

同じ効果を期待できるとされている医療用医薬品と市販薬であっても薬の成分や量、効き方などが違うことがあります。市販薬を飲んでも症状が改善されないときは、病院で診察を受けて、医療用医薬品を処方してもらうようにしてください。

とくに、赤ちゃんや小さな子どもは個人差も大きいので、早い段階でできる限りお医者さんに診てもらうほうがよいでしょう。

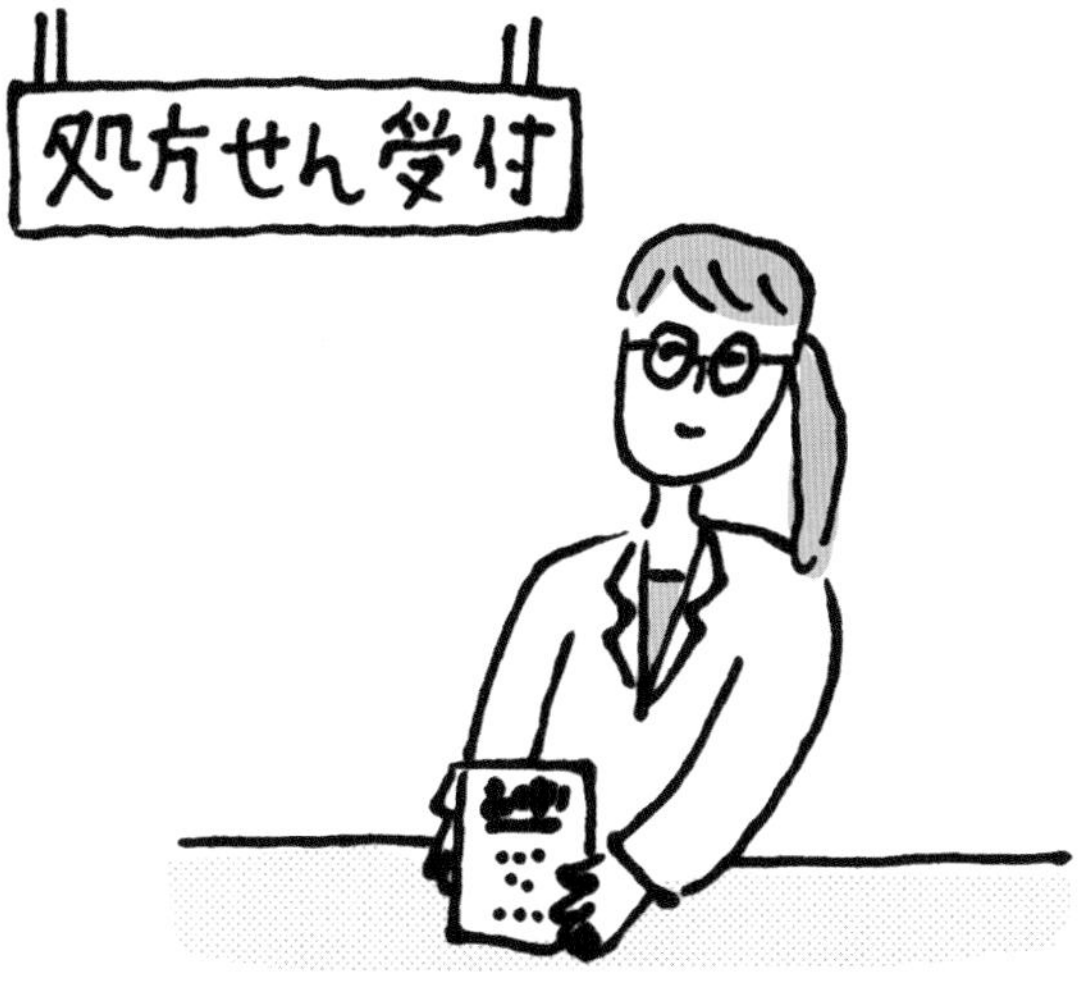

アレルギーの薬

飲み薬

アレルギー症状を抑える、抗ヒスタミン薬やロイコトリエン受容体拮抗薬《じゅようたいきっこうやく》などの飲み薬。錠剤や散剤（粉薬）、シロップ剤があります。

シロップの飲ませかた

あとで口の中に薬が残らないように、スプーンなどを使って、なるべく口の奥のほうに入れて飲ませてください。

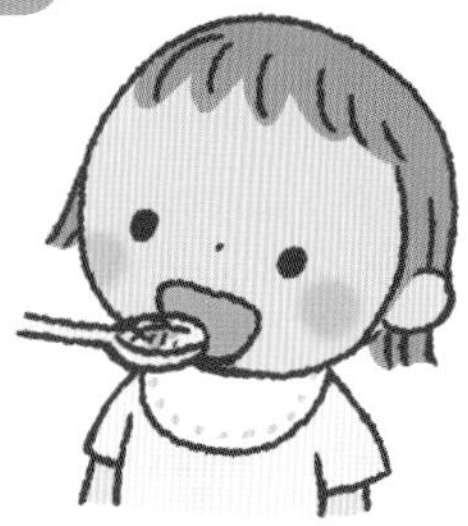

貼り薬

気管支ぜん息に対して、空気の通り道である気管支をひろげる作用のある貼り薬を処方されることがあります。貼り薬は、胸部、背部または上腕部のいずれかに貼りつけて使用します。

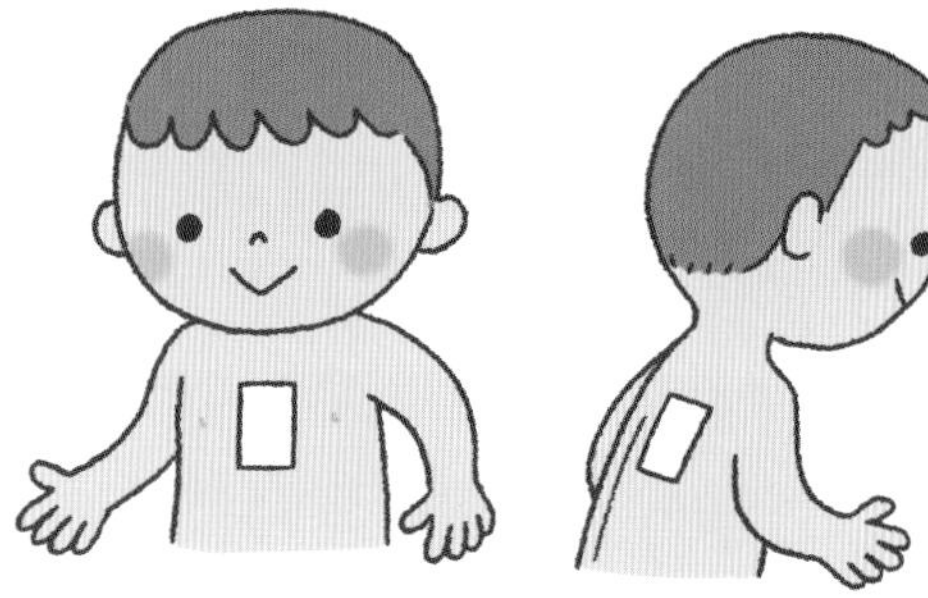

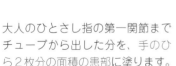

塗り薬

アトピー性皮フ炎では、塗り薬をお医者さんの指示に従って使うと症状が改善しますが、上手に使うことがポイントです。炎症部分を覆うように薬を塗って、全体にいきわたらせるようにしましょう。

クリーム・ローション１回分は たっぷりつけるのが正解

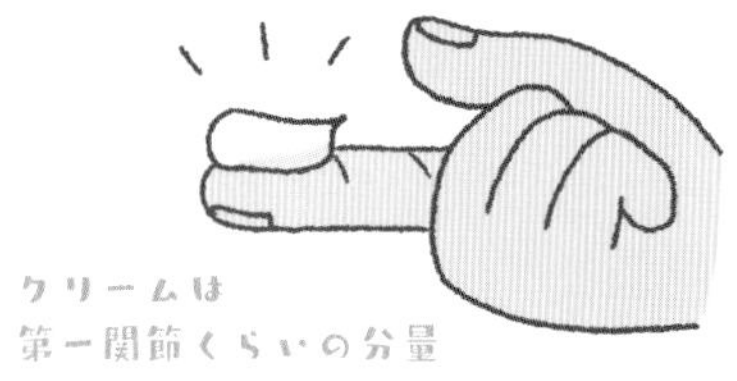

クリームは
第一関節くらいの分量

大人のひとさし指の第一関節までチューブから出した分を、手のひら２枚分の面積の患部に塗ります。

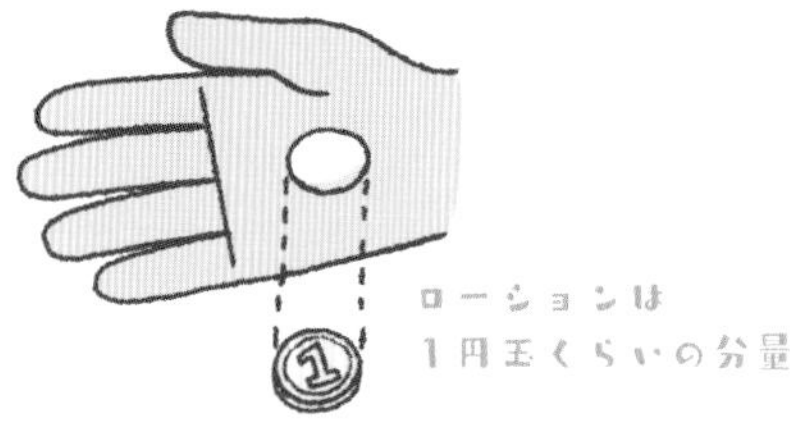

ローションは
1円玉くらいの分量

ローションタイプなら、大人の手のひら１円玉分くらいで、手のひら２枚分の面積の患部に塗ります。

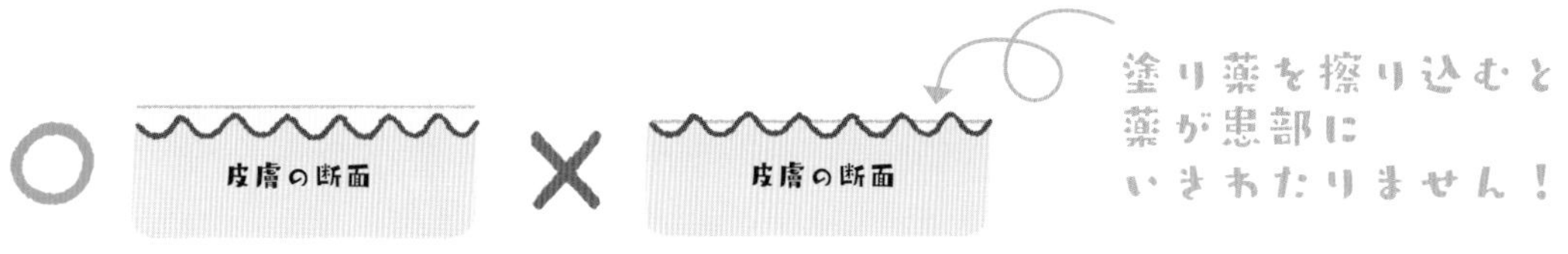

皮膚の断面

皮膚の断面
塗り薬を擦り込むと
薬が患部に
いきわたりません！

擦り込むと、患部に薬がいきわたらなくなります。患部を覆うようにのせましょう。

アレルギーの薬

吸入薬

気管支ぜん息には、気管の炎症部に直接届くステロイドの吸入薬を使うことがあります。

また、発作のときに症状を緩和する気管支拡張薬の吸入薬もあります。

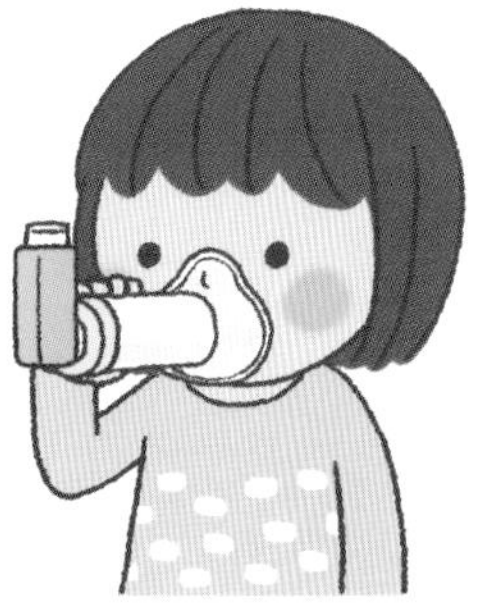

点鼻・点眼薬

アレルギー性鼻炎による鼻づまり、鼻水などの症状に対しては点鼻薬が効果的です。
アレルギー性結膜炎による目の充血、かゆみ、涙には、点眼薬などが処方されます。

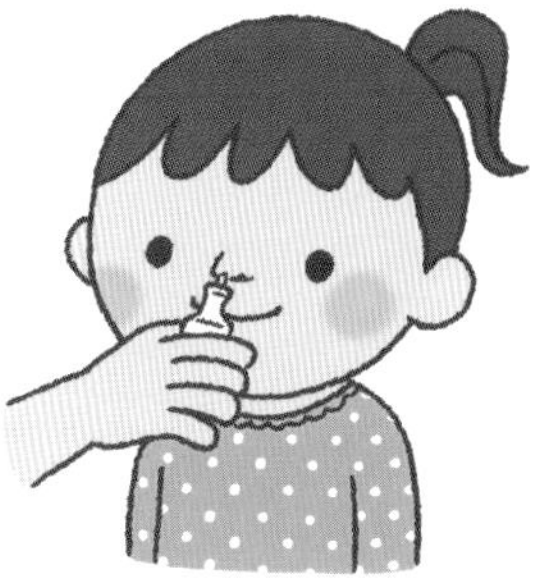

ステロイドの吸入薬のあとに

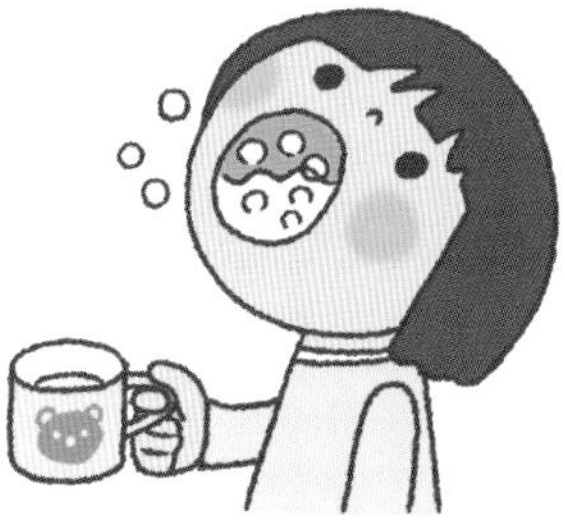

ステロイドの薬を吸入したら、きちんとうがいをしましょう。薬が口の中に残っていると、違和感があったりカビが発生したりすることがあるからです。

注射薬

アレルギーによるアナフィラキシーショック症状が出たときに、症状が重症化して命に危険が及ばないようにするため、注射する薬が処方されることがあります。

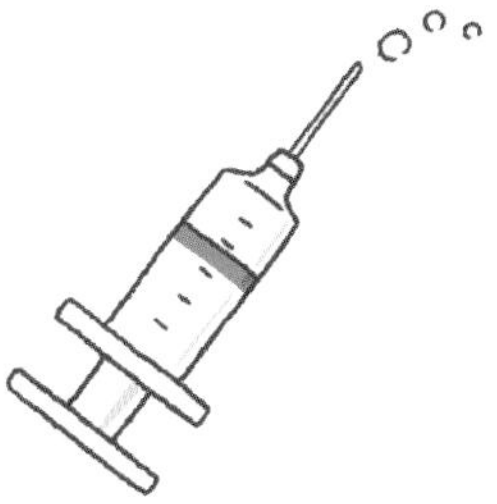

ステロイド薬はこわくない？

アトピー性皮フ炎や気管支ぜん息には、ステロイド薬を使います。このとき「ステロイドはこわいのでは？」と思われる方が少なくありませんが、症状に合った強さの薬が処方されますので、お医者さんの指示通りに使えば副作用の心配はまずありません。

基礎ちしき⑩

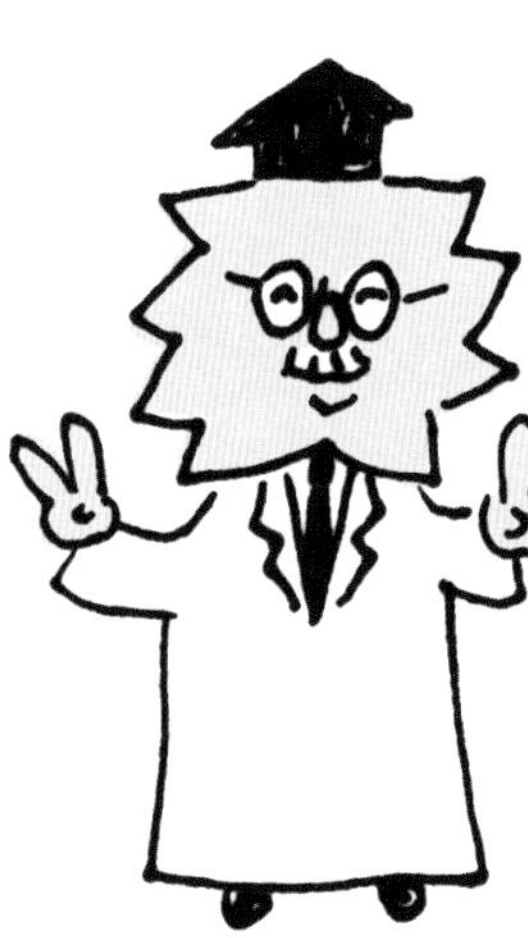

子どもに教えよう アレルギーとの上手なつきあい方

理解ができる年頃になったら教えよう

多少のアレルギー症状があっても気にしないのが子どもです。好奇心も旺盛ですし、気をつけるように伝えても、その通りには行動しないですよね。

幼少期の子どもは、お母さんやお父さんと常に一緒にいることができるうちなら心配はありません。

ところが、小学生になって友だちと行動することが増えてくると、みんなが食べているものを一緒に食べてしまい、アレルギー症状が出てしまうこともあります。

話を理解できる年頃になったら、自分のアレルゲンを知ることから教えましょう。何かを食べるときも家の人に確認してから食べるように教えましょう。

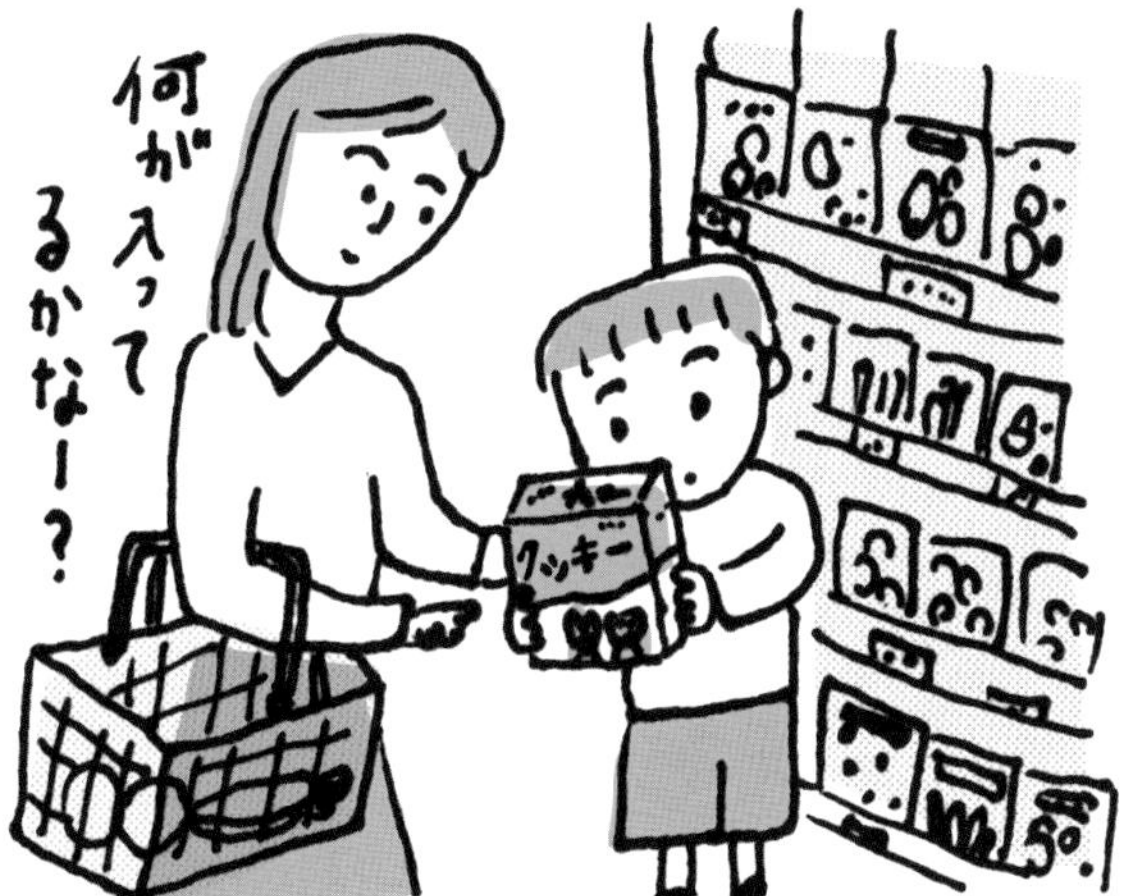

アレルギーは適切な対処をすればこわくない

アレルギーは、適切な対処のしかたがわかれば、上手につきあうことができます。たとえば、気管支ぜん息がある場合、呼吸が苦しくなるような発作を起こさないように、

・薬は回数と量を守って使う
・部屋をきれいに保つ
・適度な運動をして体力をつける

などの対処法があります。

食物アレルギーがあるなら、

・原因となる食べ物などは食べない

などの対応をします。家族以外にもまわりの人の協力も必要です。子どもにも、日ごろから正しい対処のしかたを話しておくと安心です。

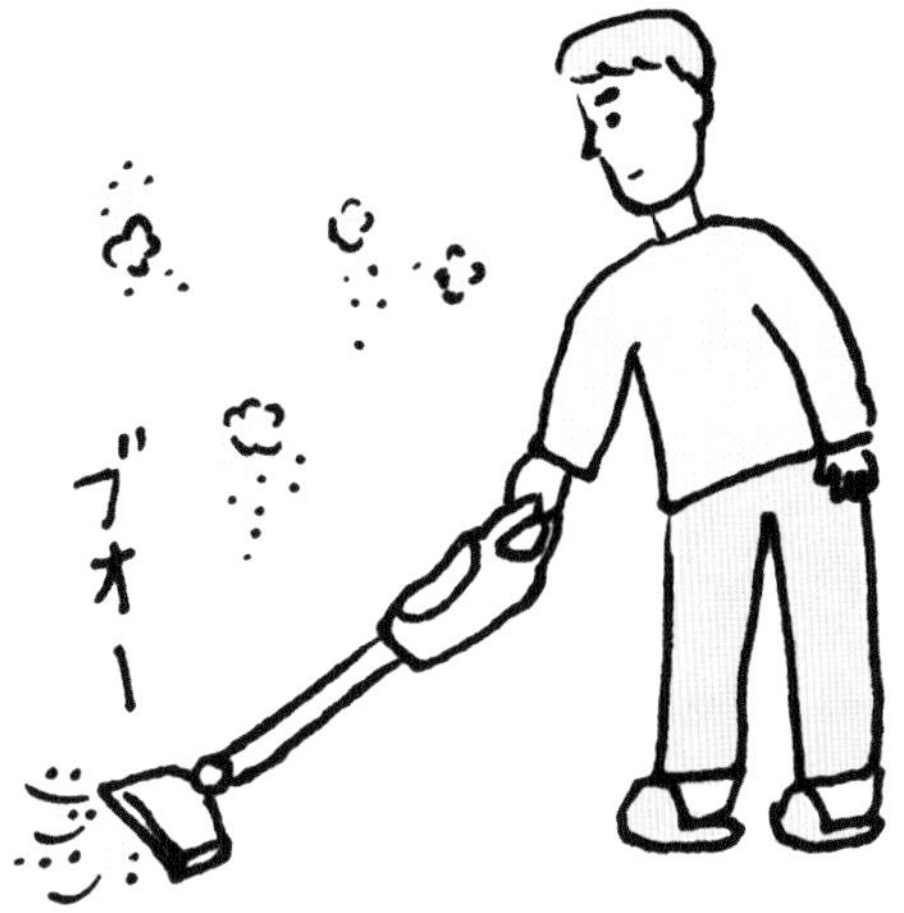

ダニやホコリは、アトピー性皮フ炎や気管支ぜん息の大敵です。こまめな掃除を心がけましょう。

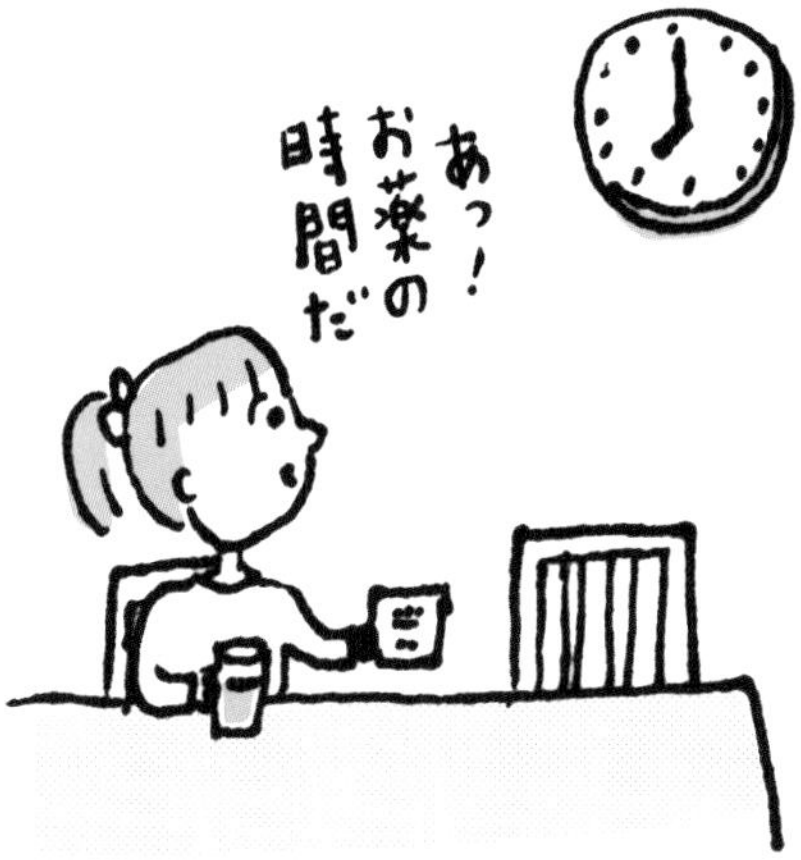

薬には効きめが持続する時間がそれぞれ決まっています。お医者さんの指示通りに服用しましょう。

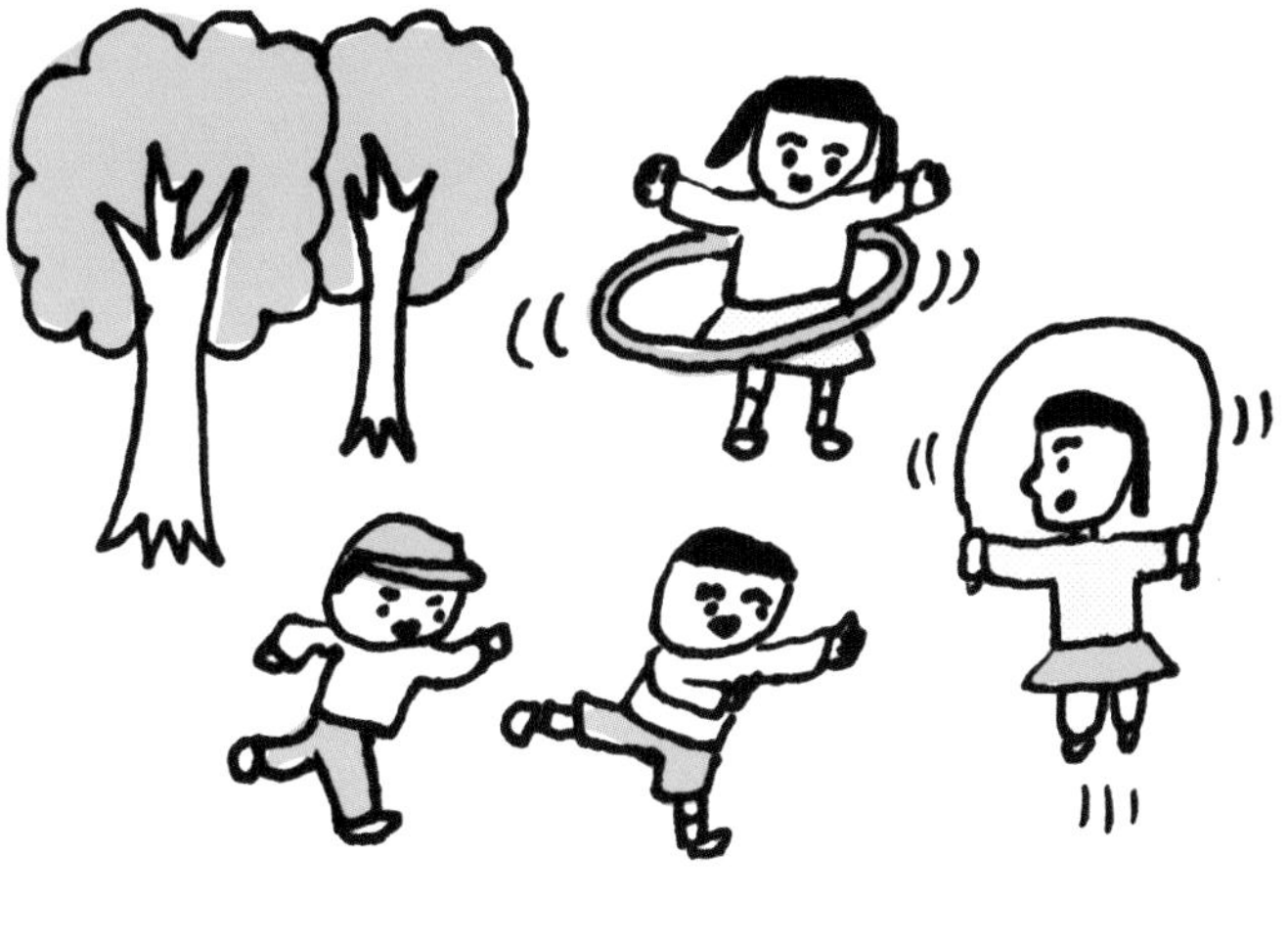

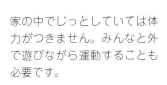

家の中でじっとしていては体力がつきません。みんなと外で遊びながら運動することも必要です。

第2章

子どもがアレルギーになりやすい4つのアレルゲン

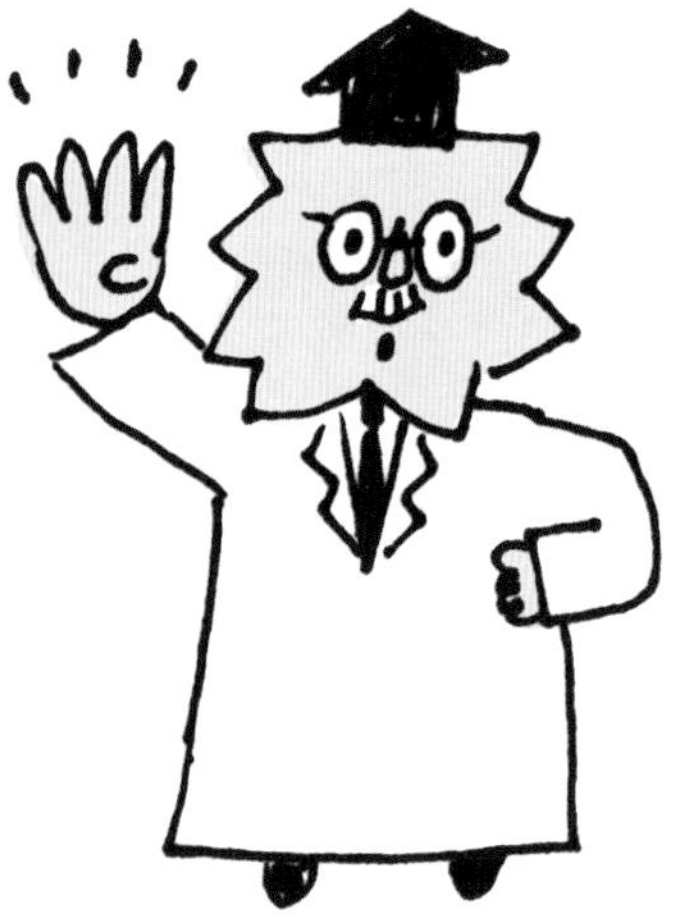

アレルギーにはさまざまな症状があり、
引き起こす原因となるもの（物質）がアレルゲンです。
とくに、子どもがアレルギーになりやすい
おもなアレルゲンは
「食物」「ダニ・ハウスダスト（ホコリ）」
「花粉」「動物」の4つです。
では、それぞれのアレルギーには
どんなアレルゲンがあるかを一緒に見ていきましょう。

①食物アレルギー

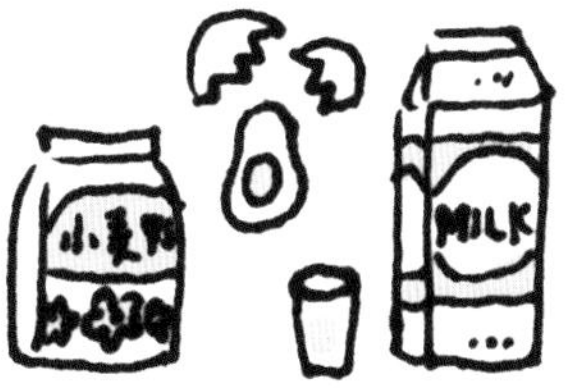

食物アレルギーは、「アレルゲン」のある特定の食べ物を口にすると、免疫が過剰にはたらいて、いろいろなアレルギー症状を引き起こします。とくに子どもに多く見られ、患者数の8割近くが就学前の乳幼児たちです。0歳の赤ちゃんでは、10人～20人に1人が食物アレルギーになりやすくなっています。

②動物アレルギー

イヌやネコ、ハムスターなどは、ペットとして人気の動物です。そのかわいい動物から、さまざまなアレルゲンが発生します。アレルゲンが舞う部屋にいるだけで、気管支ぜん息やアレルギー性鼻炎、アトピー性皮フ炎が起きることがあります。

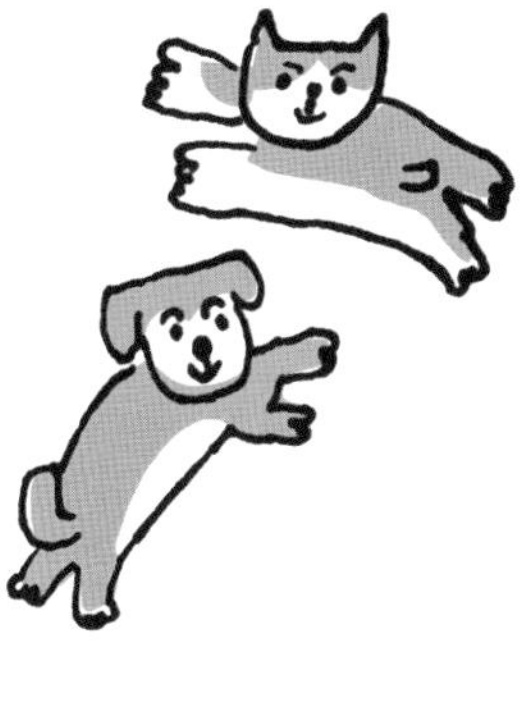

③花粉アレルギー

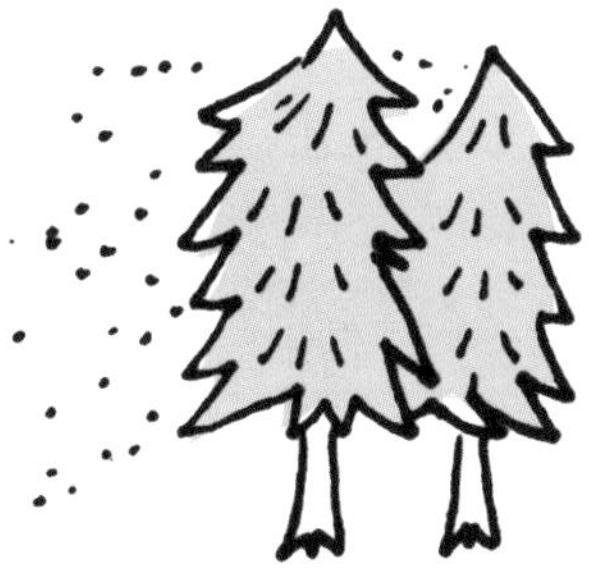

日本人の約4割が花粉症ともいわれるほどポピュラーになったアレルギー。小さな子どもでも、花粉でアレルギー症状が起きることがあります。花粉は、スギのほかにもたくさん種類があるので、どんな植物の花粉に反応するのかを病院で調べてもらうとよいでしょう。

④ダニ・ハウスダストアレルギー

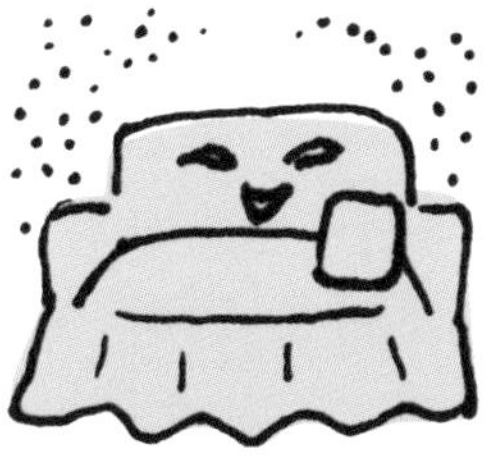

寝具や畳、カーペットなどにダニが増殖し、ダニのフンや死がいもたまっていきます。それがホコリと一緒に空気中に浮遊したとき、気管支ぜん息やくしゃみ、鼻水、皮フ炎などの症状が起きることがあります。

1 食物アレルギーを知っておこう

本来、食べ物（栄養素）は体の害にはならないものですが、体の免疫が過剰にはたらくと、体から異物である食べ物を排除しようとする反応が起きてしまう場合があります。これが、食物アレルギーです。

免疫がはたらくときに、アレルゲンをやっつけようと特殊なタンパク質を作り出します。これを「抗体」といいます。

この抗体は一度つくられると、同じアレルゲンである食べ物が再び体の中に入ってきたときに、さまざまな症状を引き起こすことがあります。

食物アレルギー 4つのタイプ

症状などの特徴から、
食物アレルギーは以下の
4つに分類することができます

新生児-乳児消化管アレルギー

新生児期や乳児早期に、おもに育児用粉ミルクで起こります。血便や吐き気、下痢などの消化管に関する症状があらわれます。（→ 15 ページ）

食物アレルギーの関与する乳児アトピー性皮フ炎

生後３ヵ月ごろまでに、顔や頭からかゆみのある湿疹や赤みが体に広がっていく乳児アトピー性皮フ炎。食物アレルギーと合併していることがあるので、アトピー性皮フ炎の赤ちゃんは、離乳食をはじめる前にお医者さんの診察を受けるとよいでしょう。

即時型

原因となる食べ物を食べて、すぐに症状が出るタイプ。多くの食物アレルギーがこのタイプです。食後 30 分から２時間くらいまでに、皮フや粘膜などにさまざまな症状が出ます。とくに乳児の発症が多く、鶏卵、牛乳、小麦、木の実類、ピーナッツなどが原因として多いです。

特殊型

食物依存性運動誘発アナフィラキシー

原因となる食べ物を口にしたあと、運動をしたときだけに症状が出るもの。原因となる食べ物は、小麦、エビやカニなどの甲かく類が多いです。小学生から高校生まで多く見られるので、昼食後の休み時間や５時間目に体育の授業がある日などは、注意してください。

口腔アレルギー症候群

果物や野菜を生で食べたあと、数分以内に、口の中にだけかゆみやヒリヒリ感などが起こります。この症状は、花粉症と合併することが多く、この場合を「花粉-食物アレルギー症候群」といいます。

アレルギーの原因となるのはおもにタンパク質

食物アレルギーになるのは、おもに、食べ物に含まれるタンパク質が原因です。また、食べるだけでなく、皮フにふれたり、吸い込んだりして体内に入るだけでも、アレルギー症状があらわれることもあるので気をつけましょう。

タンパク質は多くの食べ物に含まれますが、とくに、抗体に反応しやすいタンパク質があります。それらのタンパク質は、加熱や調理によっては変化しにくいものもあるので、食事指導を受けてきちんと覚えておくと役立ちます。

即時型アレルギー反応を起こした食物

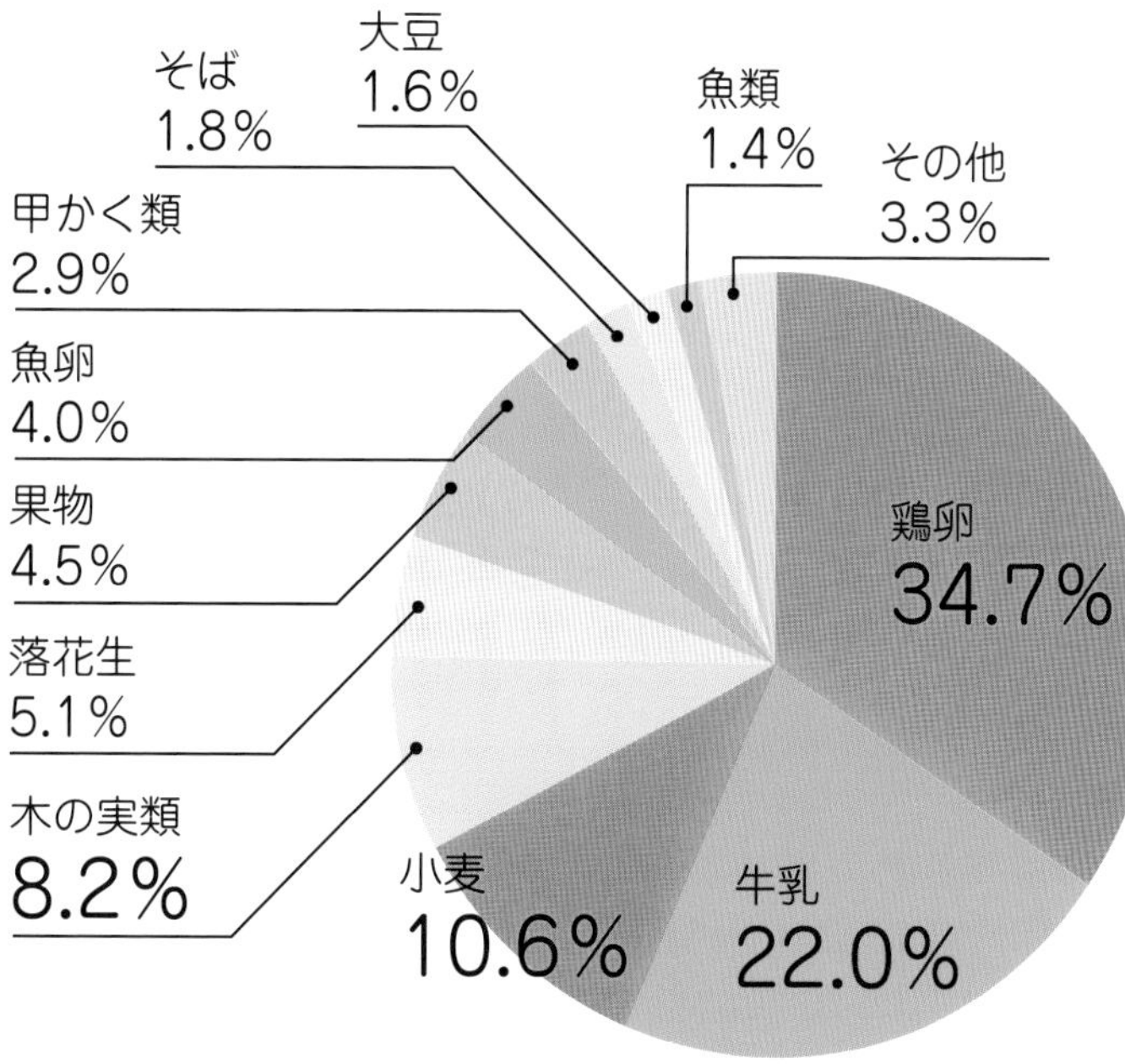

消費者庁「食物アレルギーに関連する食品表示に関する調査研究事業」平成29（2017）年「即時型食物アレルギー全国モニタリング調査結果報告」より

3大アレルゲン 鶏卵・牛乳・小麦

子どもの食物アレルギーの原因で一番多いのは鶏卵。次に牛乳、小麦と続き、全体の約7割を占めますが、年齢とともに食べられるようになる傾向があります。

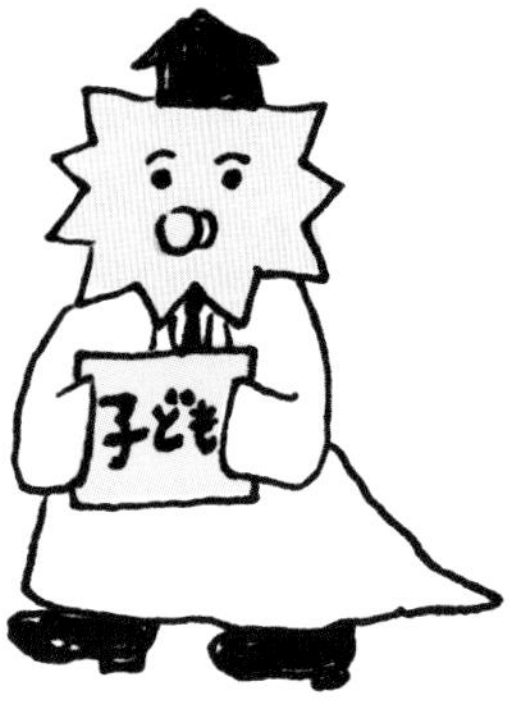

症状は子どもによってさまざまです

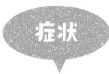

食物アレルギーの症状でもっとも多いのが、じんましんや湿疹、赤み、かゆみといった「皮フ症状」です。

ほかに、せきや「ゼーゼー」する呼吸器症状。のどや口のまわり、くちびる、目のまわりがかゆくなったり腫れたりするなどの粘膜症状。下痢や嘔吐、腹痛などの消化器症状などがあります。これらの症状が、全身で同時に起きて重症になり、「アナフィラキシーショック（→120・126ページ）」になれば、命にかかわってきます。そのときは救急要請をして、アドレナリン自己注射薬「エピペン」をもっている人は打ってください。

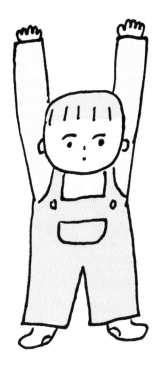

粘膜

目の充血、目のまわりのかゆみ、鼻水、鼻づまり、くしゃみ、口の中・くちびるなどの違和感、腫れなど

皮フ

じんましんや皮フのかゆみ、赤み、湿疹など、食物アレルギーの症状でもっとも多いものです。

消化器（胃腸など）

腹痛、下痢、気持ちが悪い、吐き気・嘔吐、血便など

呼吸器

せき、息苦しい（呼吸困難）、ゼーゼー・ヒューヒュー（ぜん鳴《めい》）など

循環器

脈が速い、脈がふれにくい、手足が冷たい、くちびるや爪が青白い（チアノーゼ）など

神経

元気がない・ぐったりする、意識が朦朧《もうろう》となる、尿や便をもらす、頭痛など

★くわしい症状とそこから考えられる疾患は、108ページからの第４章をご覧ください。

食物アレルギーの症状があらわれる時期は？

子どもの年齢ごとに、アレルギーになりやすい食べ物があります。

0歳までは「鶏卵・牛乳・小麦」の3大原因食べ物が上位を占めますが、これらは子どもの成長とともに症状が出なくなり、就学までには7～8割が治っていきます。

食事にさまざまな食材が加わるようになると、1歳ではイクラなどの魚卵、ピーナッツ（落花生）、果物でもアレルギーを起こすようになります。

2～3歳を過ぎると、クルミ、カシューナッツなどのナッツ類、そばアレルギーも増えてきます。エビやカニなどの甲かく類アレルギーは、もう少し上の学童期から多くなります。

年齢別新規発症原因食物

n=2764

	1位	2位	3位	4位	5位
0歳	鶏卵 55.6%	牛乳 27.3%	小麦 12.2%		
1～2歳	鶏卵 34.5%	魚卵 14.5%	ナッツ類 13.8%	牛乳 8.7%	果物類 6.7%
3～6歳	ナッツ類 32.5%	魚卵 14.9%	ピーナッツ 12.7%	果物類 9.8%	鶏卵 6.0%
7～17歳	果物類 21.5%	甲かく類 15.9%	ナッツ類 14.6%	小麦 8.9%	鶏卵 5.3%
18歳以上	甲かく類 21.5%	小麦 16.2%	魚類 14.5%	果物類 12.8%	大豆 9.4%

1歳では魚卵（イクラなど）、ピーナッツ、果物による発症が増加

2～3歳ではナッツ類（クルミ、カシューナッツなど）による発症が増加

小学生以上からは甲かく類が新規に発症する原因食物の上位に

そばアレルギーは4歳ごろから見られる

※各年齢群ごとに5％以上を閉めるものを上位5位表記
消費者庁「食物アレルギーに関連する食品表示に関する調査研究事業」平成29（2017）年「即時型食物アレルギー全国モニタリング調査結果報告」より

食物アレルギー①

鶏卵

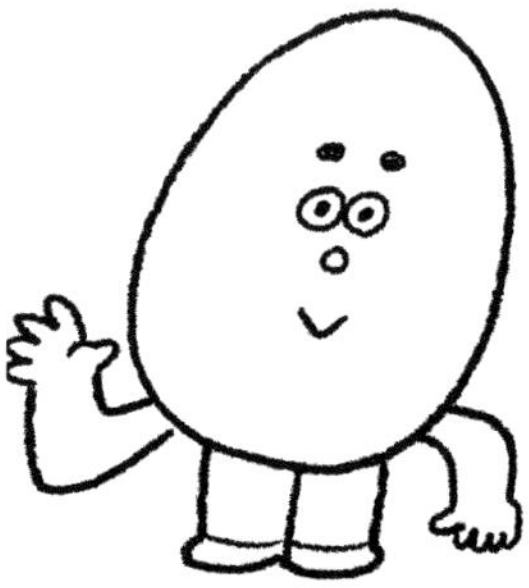

アレルギーを知る

卵焼きなど充分に加熱すれば食べられることも

鶏卵でアレルギーの原因になるのは、おもに卵白のタンパク質です。タンパク質は、加熱調理すると性質が変化する特性があるので、生卵や半熟卵に注意が必要な子どもでも、アレルギーの程度によっては卵焼きやゆで卵を食べられることもあります。

また、卵白が食べられなくても卵黄は食べられることもあるので、お医者さんに相談してみてください。

鶏肉、魚卵は鶏卵アレルギーと無関係です。鶏卵アレルギーでもこれらを取り除く必要はありません。

こんな食材に注意！

卵を使った加工食品

マヨネーズ（マヨネーズを使ったサラダや調理パンなど）、練り製品（かまぼこやはんぺんなど）、肉類加工品（ハム、ウインナーなど）、鶏卵を衣に使用した天ぷらやフライ、つなぎに使用したハンバーグや肉団子、菓子パン、洋菓子類（クッキー、ケーキ、アイスクリームなど）など

食べられないもの

鶏卵、鶏卵を使った加工食品

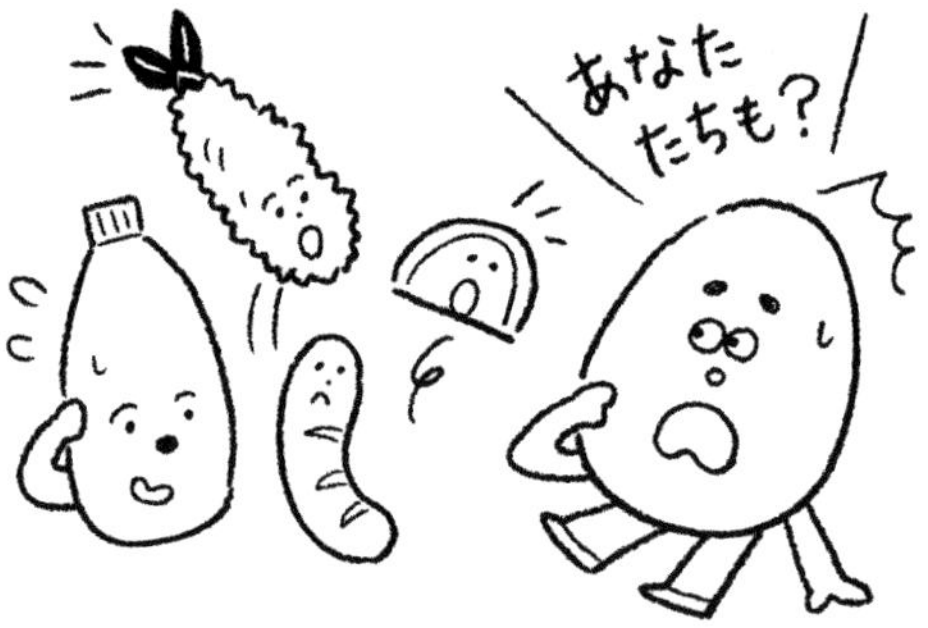

Q 授乳中の場合、ママも卵を食べないほうがいいの？

A ママが食べたタンパク質が、そのまま母乳に移行することはありません。卵のタンパク質は胃酸や消化酵素でアミノ酸やペプチドなどに分解されて腸から吸収し、体内で使われます。ですから、母乳に鶏卵アレルギーの原因物質は通常は含まれていません。

ここをチェック！

鶏卵が含まれる商品の原材料表示欄の記載例

・以下の表示がある場合は要注意です！

たまご、鶏卵、タマゴ、玉子、エッグ、厚焼玉子、ハムエッグ

※「卵殻カルシウム」は、鶏卵アレルギーでも摂取することができます。

鶏卵の代わりになる タンパク質をとろう

鶏卵は、子どもの成長に欠かせないタンパク源です。肉、魚、大豆など、タンパク質が豊富な食材を代用して、毎日食べるように心がけましょう。

代用食材を上手に使ったり、鶏卵不使用の加工食品を取り入れたりするなど、注意点を守って家族で食事を楽しむように工夫してみてください。

同じ栄養素の食材

鶏卵　M玉1個：約50g
（タンパク質約6.2g）

肉・魚	30～40g
豆腐（絹ごし）	130g（1/2切れ）
牛乳	180mL

食生活のポイント！

ホットケーキやお好み焼きは鶏卵除去のプレミックス粉で

鶏卵を含まないプレミックス粉を活用して、ホットケーキやお好み焼きなどをつくりましょう。天ぷらやから揚げの衣にも使えます。

卵白を使わない手づくりお菓子♪

お菓子には、泡立てた卵白の代わりに重曹やベーキングパウダーをベースにつぶしたバナナを使用するとふっくら仕上がります。牛乳やバター、豆乳を多めに加えても、やわらかい口当たりになりますよ。

鶏卵なしのプリンはゼラチンや寒天でかためて

鶏卵を使わないプリンをつくるときは、ゼラチンや寒天でかためてみましょう。

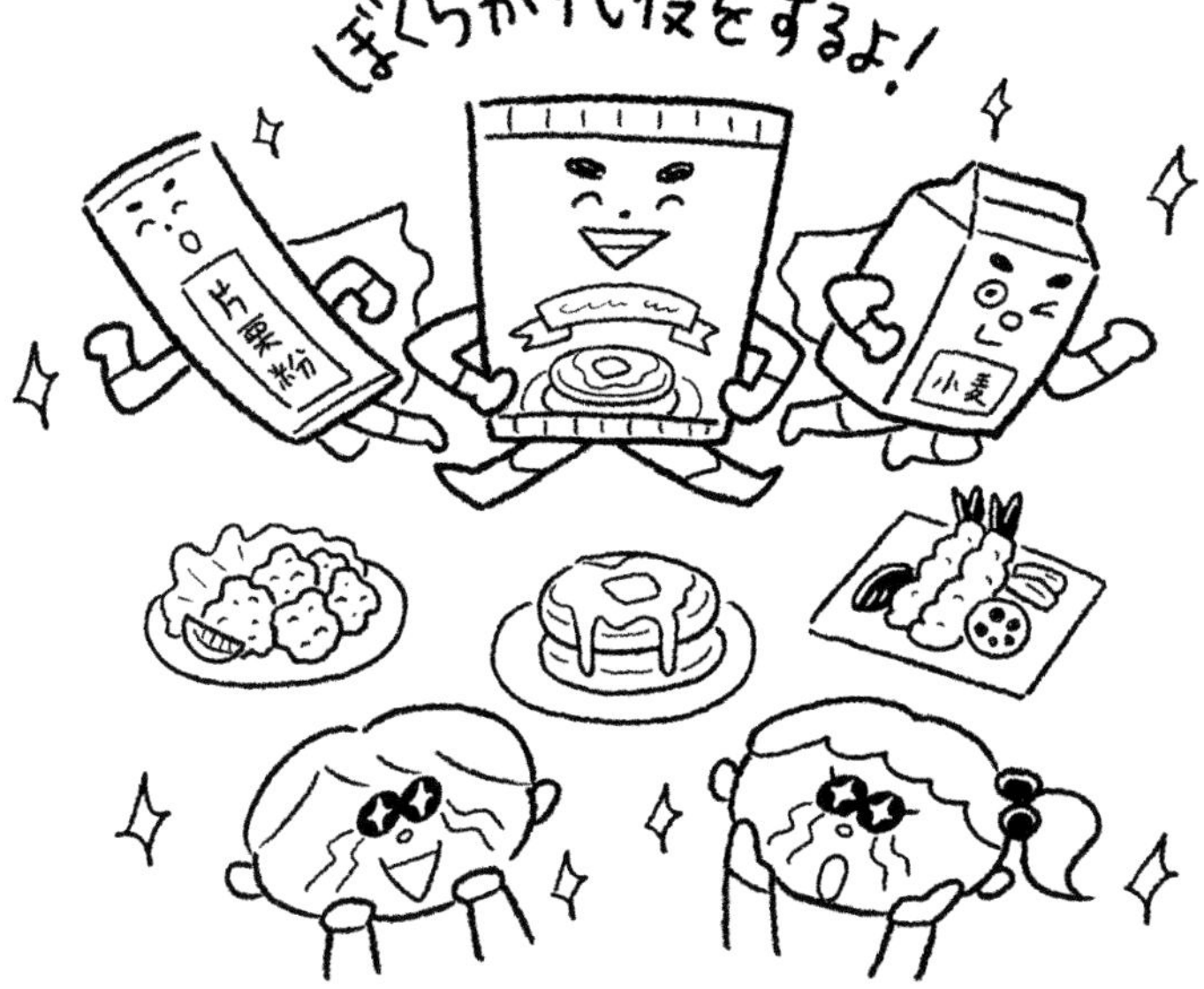

ハンバーグ・天ぷら・からあげのつなぎの代用

- デンプン（片栗粉やタピオカ粉、コーンスターチ）
- すりおろしたジャガイモやレンコン
- 水切りしてつぶした豆腐
- みじん切りにした野菜　など

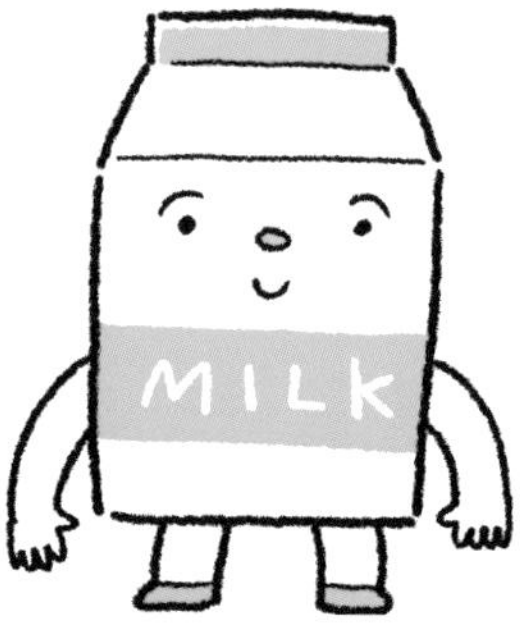

食物アレルギー②
牛乳

アレルギーを知る

加熱しても発酵しても症状は起きるので注意

牛乳アレルギーの多くは、乳タンパク質の約8割を占める「カゼイン」が原因です。このカゼインは、加熱してもタンパク質の構造はほとんど変化しません。つまり、牛乳を加熱してもアレルギー反応は起きるということです。

また、牛乳を発酵させてもカゼインの成分は分解されにくいので、ヨーグルトやチーズなども、牛乳と同じように注意が必要です。

一方、牛肉は、牛乳とはアレルゲンが異なるため食べることができます。

こんな食材に注意！

牛乳を使った加工食品

バター、チーズ、ヨーグルト、生クリーム、全粉乳、脱脂粉乳、調製粉乳、乳酸菌飲料、発酵乳、アイスクリーム、パン、カレーやシチューのルウ、ハム・ウインナー、チョコレートや洋菓子

※とくにタンパク質が多く含まれるチーズは、ほかの乳製品が摂取できるようになってから食べるようにしてください。

食べられないもの

牛乳だけでなく、牛乳を使った加工食品、ヤギ乳やヒツジ乳も避けましょう。調味料に含まれることがあるので注意が必要です。

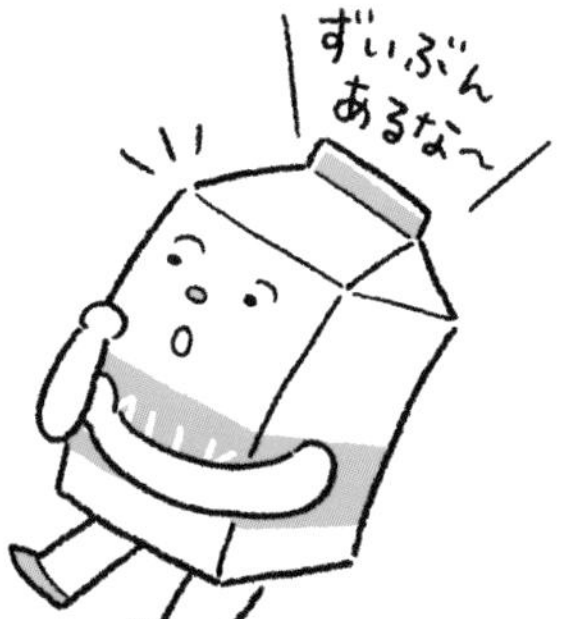

ここをチェック！

牛乳が含まれる商品の原材料表示欄の記載例

以下の表示がある場合は要注意です！

生乳、ミルク、バター、バターオイル、チーズ、アイスクリーム、アイスミルク、ガーリックバター、プロセスチーズ、濃縮乳、乳糖、加糖れん乳、乳タンパク、調製粉乳

※そのほかに「〇〇（乳成分を含む）」、添加物の場合は「〇〇（乳由来）」と表記されます。ホエイパウダーやカゼインナトリウムなどは「乳」と記載されませんので、（乳成分を含む）（乳由来）の表示もしっかり確認しましょう。

代用食材を知る

牛乳アレルギーのある赤ちゃんはミルクも特別なものを

牛乳アレルギーは0歳でも発症しますので、牛乳アレルギーの赤ちゃんが飲むミルクも専用のものを選びましょう。アレルギー用ミルクは2種類あります。

牛乳のタンパク質を分解して低分子化することで、アレルギーを起こしにくくした「加水分解乳」と、アミノ酸を混ぜてミルクの組成に近づけた「アミノ酸乳」です。どちらにするかは、お医者さんに相談してから選びましょう。ほかに、大豆を原料とした調製粉末大豆乳も活用できます。

今井先生ワンポイント！

赤ちゃん用のペプチドミルクにも注意！

吸収がよく消化を助けるというペプチドミルクは、アレルゲンが残っているので、牛乳アレルギーの場合は飲めません。牛乳アレルギー用のミルクではありません。

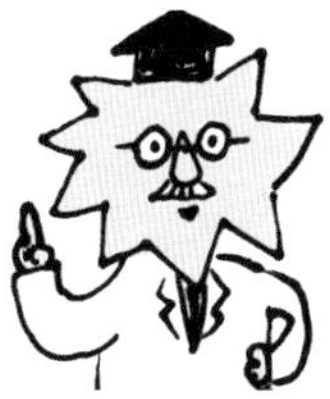

食生活のポイント！

クリーム系のメニューをつくるなら

牛乳の代わりに、野菜のコクを利用するのもおすすめです。コーンクリーム缶、すりおろしたジャガイモや市販のアレルギー用のルウを使うとよいでしょう。

カルシウム補給は大豆を中心にとろう

成長に欠かせないカルシウムは、牛乳以外でもとることができます。大豆を中心に、カルシウムを豊富に含む食材を積極的に食べましょう。

お菓子づくりは豆乳やココナッツミルクで

パンやクッキー、アイスクリームなどのお菓子づくりには、豆乳やココナッツミルク、アレルギー用ミルク、豆乳ホイップクリームなどを使いましょう。

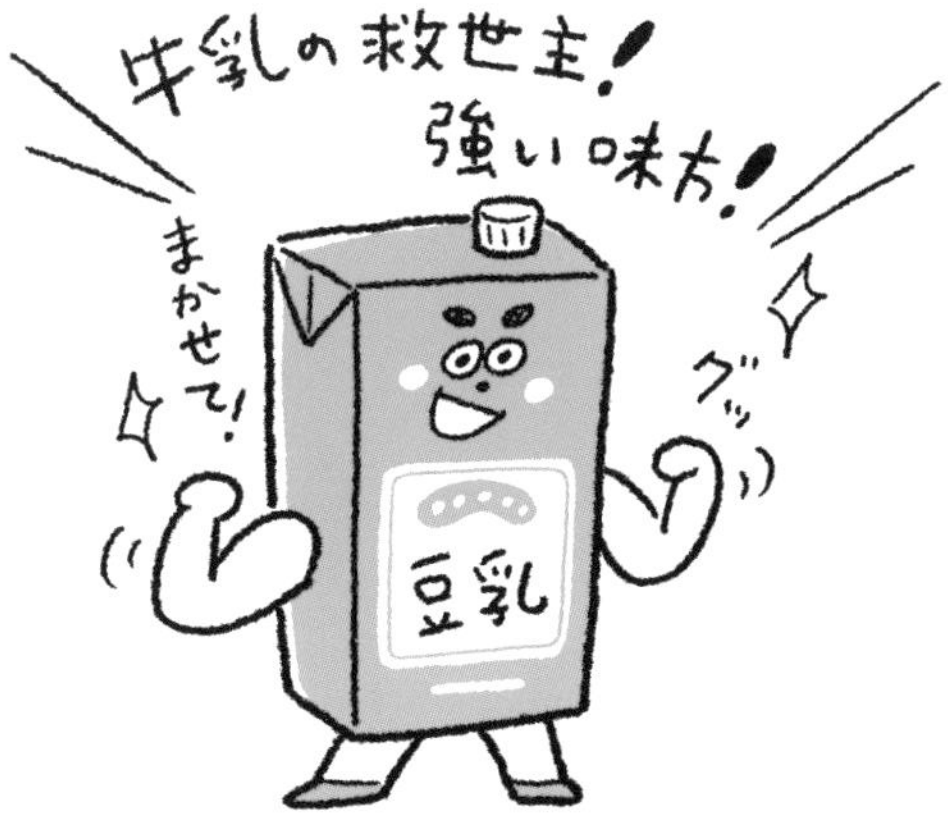

Q 原材料表示欄で「乳」がつくものはすべて除去ですか？

A 「乳化剤（一部を除く）」や、「乳酸カルシウム」、「乳酸菌」、「カカオバター」などは、牛乳と関係がないので食べられます。

同じ栄養素の食材

牛乳パック　200mL
（カルシウム約 220mg）

切り干し大根	40g
小松菜	129g
マイワシ	50g
もめん豆腐 60g（1/2 丁）	
しらす干し（半乾燥）	42g

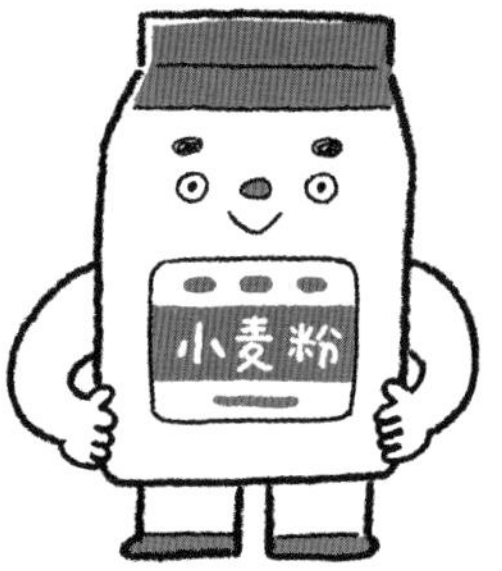

食物アレルギー③

小麦

アレルギーを知る

3大原因食物のひとつ「小麦」

小麦アレルギーは、鶏卵、牛乳に次いで多く見られる食物アレルギーで、小麦に含まれるタンパク質に過剰反応することから、アレルギー症状があらわれます。

小麦アレルギーは、さまざまな加工食品に使われているので注意が必要です。スナック菓子にも入っているので、原材料表示を確認してから食べるようにしましょう。

ほかに、小麦アレルギーで気をつけたいのが、運動をしたあとに起きる「食物依存性運動誘発アナフィラキシー」です（→30・120・126ページ）。

こんな食材に注意！

食べられないもの

パン、うどん、マカロニ、スパゲティ、中華麺、餃子や春巻きの皮、麩、お好み焼き、たこ焼き、揚げ物、菓子類、カレー・シチューのルウ、ケーキなどの洋菓子類、まんじゅうなどの和菓子類など

Q しょうゆや麦茶にも注意しなくてはなりませんか？

A しょうゆは原材料として小麦が使われていますが、つくる過程で小麦アレルゲンは分解されるので、症状が起きることはありません。麦茶は大麦の種子を煎じたもので小麦とは直接関係ありませんが、麦類全般の除去を指導された場合は、飲めないこともあります。

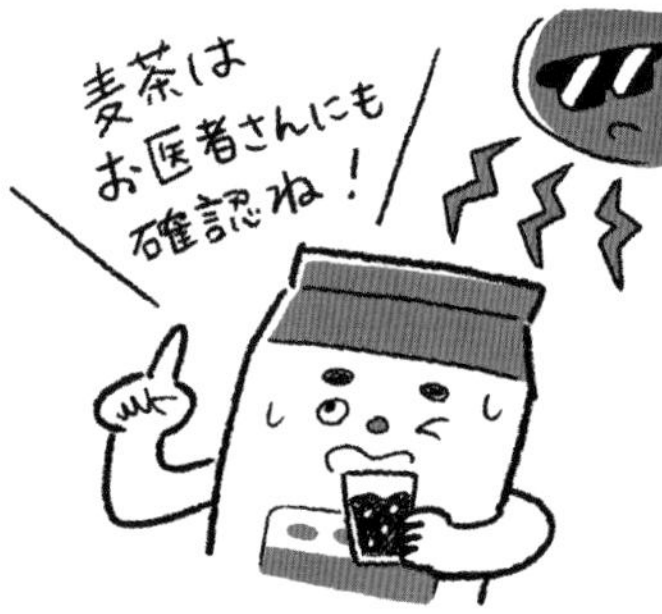

ここをチェック！

小麦が含まれる商品の原材料表示欄の記載例

・以下の表示がある場合は要注意です！

こむぎ、コムギ、小麦粉、こむぎ胚芽、特定加工食品：パン、うどん

※小麦は容器包装された加工食品に微量でも含まれているときはかならず表示する義務があります。原材料欄に小麦を示す表記がなければ、その加工食品には小麦は入っていません。

代用食材を知る

小麦アレルギーはお米やイモ類を主食にすれば栄養面も安心

小麦アレルギーは、主食を、お米や雑穀、イモ類などに変えてバランスよく食べると、栄養素の不足を防ぐことができます。穀物以外には、とうもろこし粉を使って加工したパンや麺類もおすすめですし、小麦以外の粉やでんぷんを使うことで豊富なメニューも楽しめます。

最近は、大麦や大麦の加工品が給食などで使用されることもありますが、食べられるかどうかは、まず、お医者さんに相談してみてください。

今井先生ワンポイント！

米粉でもグルテン表示には要注意！

市販の「米粉パン」にグルテン（小麦タンパク質）が入っているものもあります。かならず原材料を確認し、小麦が入っていないものを選びましょう。

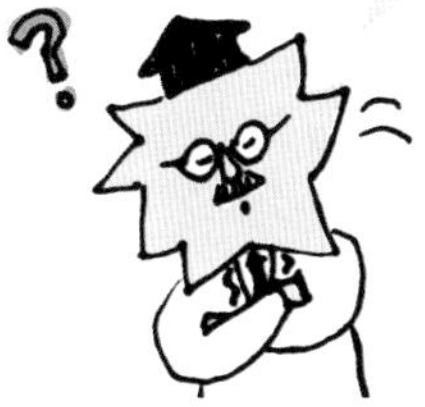

食生活のポイント！

揚げ物の衣にはコーンフレークが便利

揚げ物の衣には、小麦不使用のコーンフレークや、コーングリッツ（乾燥させたとうもろこしの皮と胚乳部分のみを粒状にしたもの）、米粉、細かく切った春雨を使うとよいでしょう。

麺類は、春雨やビーフン、フォーで代用を

小麦を使った麺類は食べられませんが、その代わり春雨（豆やいイモのデンプン）や、米粉を使ったビーフン、フォーなどでアジアンメニューを楽しめます。細いこんにゃくの麺も使うとおいしいですよ。

おやつには米粉や上新粉を使ったものを

おやつには、お米の菓子や上新粉を使ったお団子などを選びましょう。小麦の代わりに製菓用米粉やタピオカ粉を使って洋菓子をつくることもできます。

揚げ物には、米粉や馬鈴薯（ばれいしょ）でんぷんなどを使います。

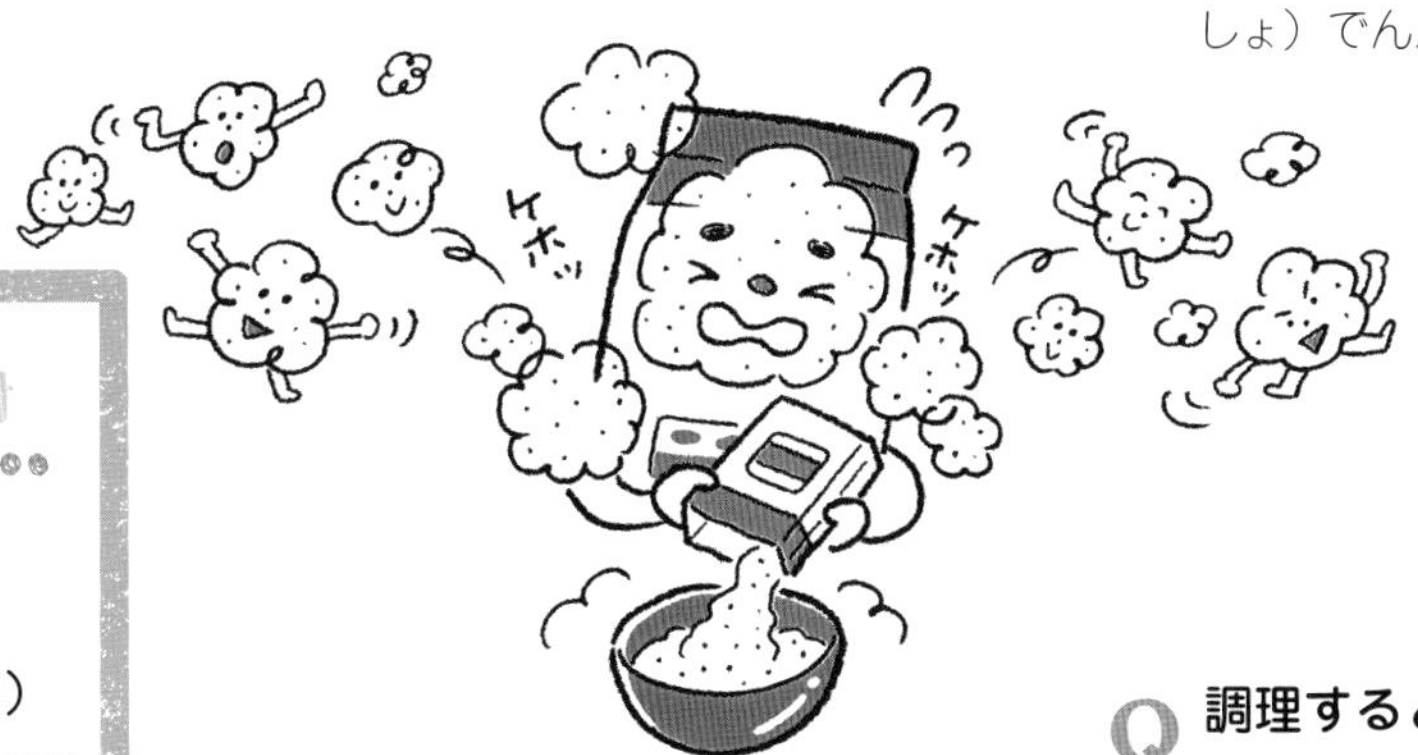

同じ栄養素の食材

食パン
6枚切りのもの1枚
（エネルギー約160kcal）

ごはん	100gぐらい
米麺	40～50gぐらい
米粉	40gぐらい

Q 調理するときに注意すべきことはありますか？

A 小麦粉を使うときには粉が舞い上がりやすいので、まわりに飛び散ってほかの料理に混ざらないように注意しましょう。

食物アレルギー④

ピーナッツ（落花生）

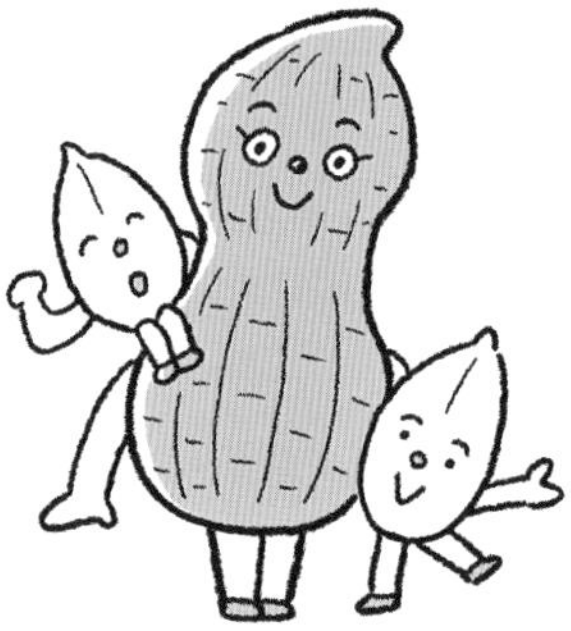

アレルギーを知る

ピーナッツはナッツ類としてひとくくりに除去しなくても大丈夫

ピーナッツ（落花生）は「ナッツ」と表記されますが、土の中で育つマメ科の植物です。ですから、アレルゲンを除去する場合に、ナッツ類としてひとくくりにしなくても大丈夫です。

また、同じくマメ科の大豆も、一緒に取り除く必要はありません。

こんな食材に注意！

落花生を使った加工食品

スナック菓子類、チョコレート、カレールウ、市販のドレッシング、市販のサラダやサンドイッチ、カップ麺 、沖縄のジーマーミー(落花生)豆腐、つくだ煮、和菓子など
※うまみやコクを加える隠し味として加工食品に落花生やピーナッツオイルが使われている場合があります。

食べられないもの

ピーナッツ（落花生）、バターピーナッツ、ピーナッツバター、ピーナッツクリーム
上記のものが入ったもの（パン、シリアル、ピーナッツ入りの菓子）、ピーナッツオイル

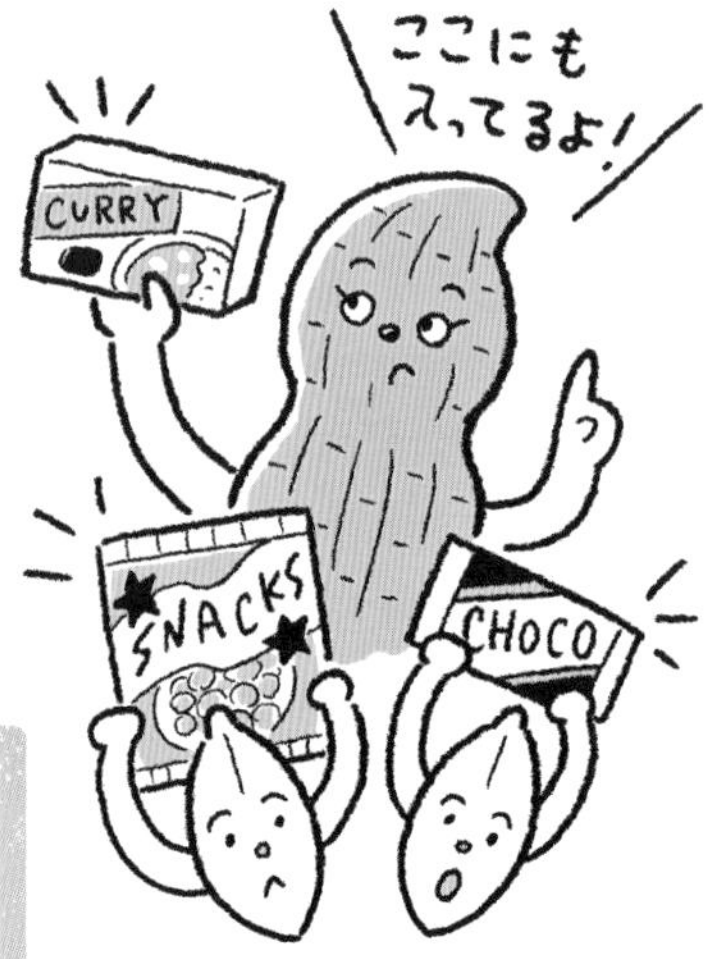

ここをチェック！

ピーナッツ（落花生）が含まれる商品の原材料表示欄の記載例

・以下の表示がある場合は要注意です！

ピーナッツ、ピーナッツバター、ピーナッツクリーム

意外なものにも含まれる!? かならず原材料表示の確認をしよう

ピーナッツ（落花生）は、市販のドレッシングやカレールウ、和菓子、チョコレート、子どもの好きなお菓子など、驚くほど意外なものに含まれていることがあります。かならず、原材料に含まれているかどうかを確認してから食べるようにしてください。

高温でローストする（炒る）ことで、アレルゲンの性質がよりいっそう強まる性質をもっています。

今井先生ワンポイント！

ピーナッツの栄養素はほかの食べ物から摂取しやすい

ピーナッツに含まれる栄養素（ビタミン、ミネラル、脂質、タンパク質など）は、ほかの食べ物から摂取できるものが多いので、神経質に代用を考えなくても大丈夫です。

食生活のポイント！

ピーナッツバターはきな粉でつくろう

子どもたちが好きなピーナッツバターは、きな粉で代用できます。きな粉に砂糖、バター（またはマーガリン）を混ぜると、コクがあっておいしいピーナッツバター風のペーストができあがります。

ほかのナッツ類やひまわりの種などで代用も

おやつやお菓子に入れたいときは、カシューナッツ、クルミ、アーモンドといったナッツ類や、ヒマワリの種、オリーブなどを使うとよいでしょう。
※ナッツ類を食べてもよいかどうかはお医者さんに相談してください。

ピーナッツオイルはゴマ油で

ピーナッツオイルは使えませんが、代わりにゴマ油は使えます。ただし、子どもによっては、ゴマでアレルギーを起こすこともあるので、使用する前にかならず確認をしてください。

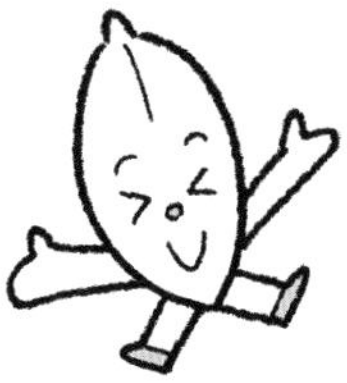

Q 保湿クリームなら、ピーナッツオイルが入っていても大丈夫？

A ピーナッツアレルギーの人がピーナッツオイルを含んだローションなどの化粧品を使うと、皮フ、目や鼻などからの吸収によって、症状を誘発することがあるので注意してください。

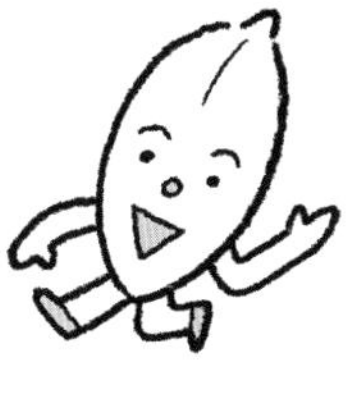

食物アレルギー⑤

そば

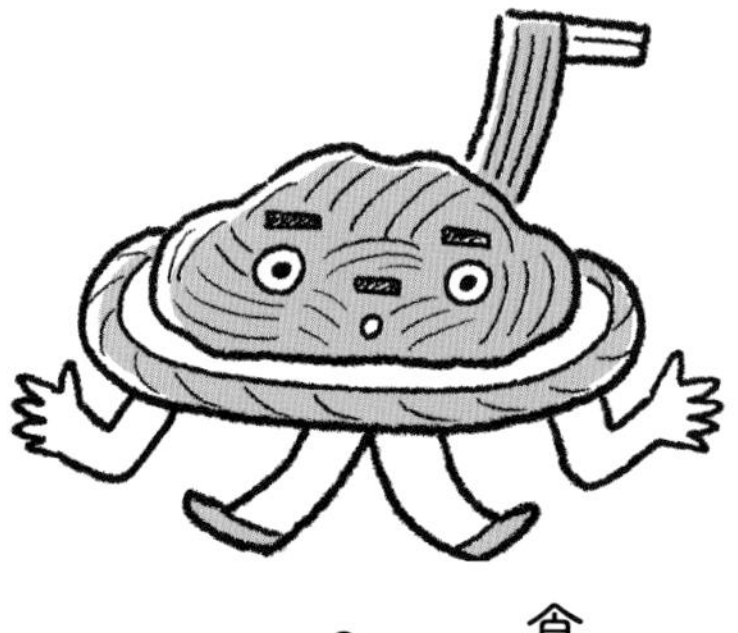

アレルギーを知る

大人になっても気をつけたい重要アレルゲン

そばアレルギーの人は、そば粉を吸い込むだけでアレルギー症状が出ることがあります。一度症状が起きると重くなる傾向があるので、わずかな量でも誘発されたり、アナフィラキシーショックが起きたりする可能性もあります。

また、そばは小麦などの他の穀物とのアレルギーの関連はとても低いので、うどんやパスタ、パンなどは食べられることが多いでしょう（ただし、小麦アレルギーの子どもは食べられません）。

こんな食材に注意！

そばを含む加工食品

そば茶、そば粉のクレープ（ガレット）、そばまんじゅう、そばボーロ、そば餅、そばかりんとうなど。

Q そば殻の寝具を使っても大丈夫？

A そば殻だけの枕や、そば殻を混ぜた枕などは使用しないようにしましょう。

予防法を知る

そば粉が浮遊する環境に近づかないように

そばのタンパク質は、水に溶けやすく熱に強い特徴があるので、そばを食べていなくても粉やゆで汁が食べ物に混入することがあります。重症のそばアレルギーの人は、そばをゆでた鍋でうどんをなどをゆでて食べたり、そばをゆでるときの蒸気がこもりやすくなるので、そば粉が浮遊する飲食店で食事をしたりするのには注意が必要です。

そばのおもな栄養は、ビタミンやミネラル。野菜を食べることで栄養がとれるので、代用を考えなくても大丈夫です。

冷麺にもご注意！

そば粉が使われている「冷麺」なども要注意です。そばは、思いがけないところに使われているので、日ごろから注意しましょう。

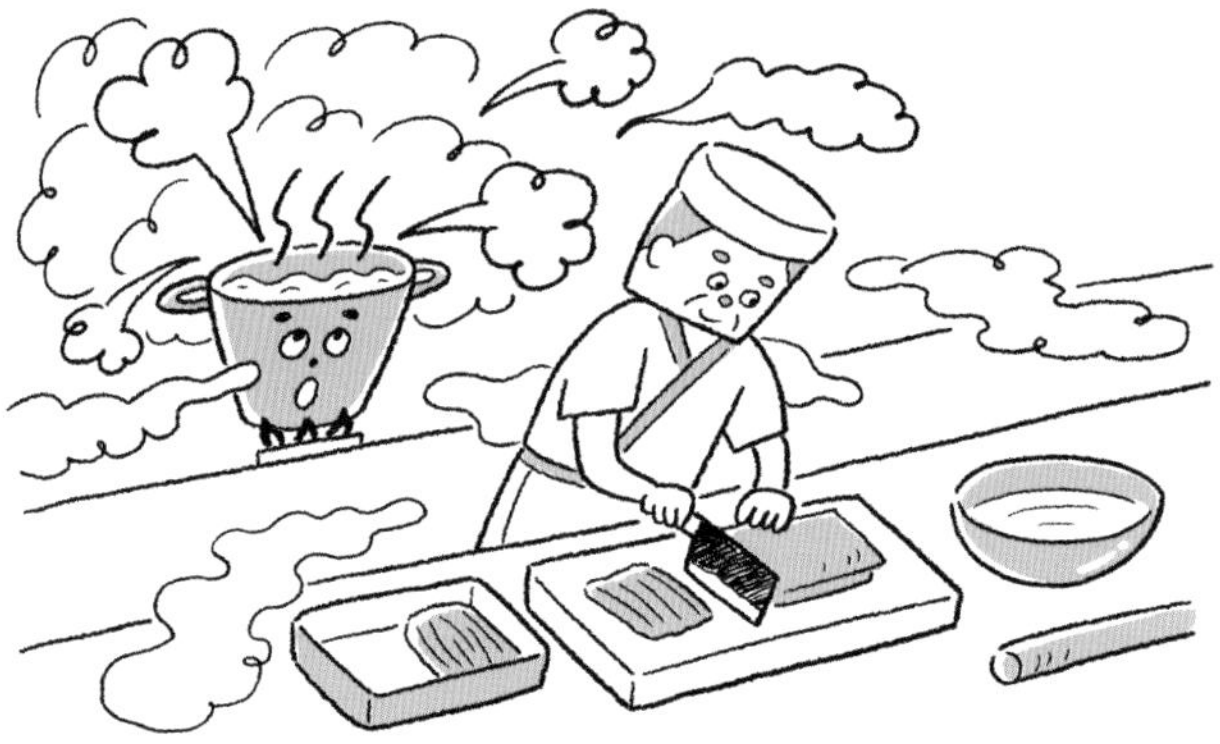

食物アレルギー⑥ エビ・カニ

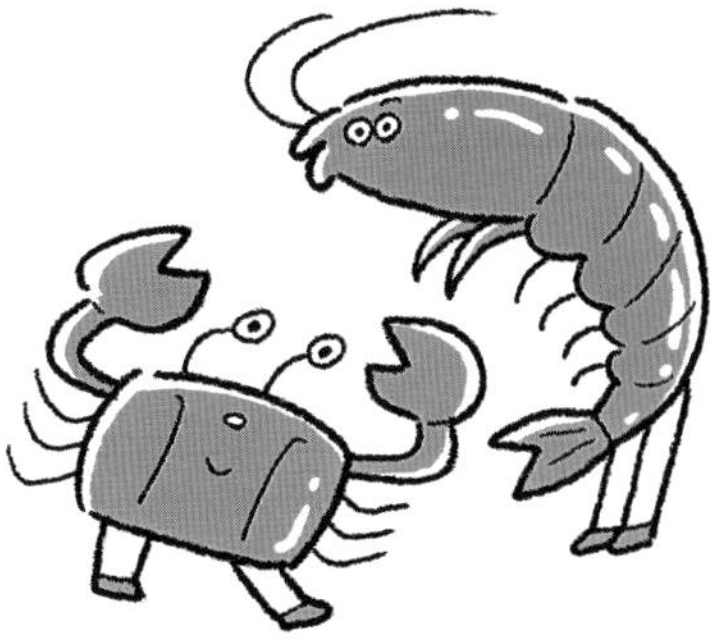

アレルギーを知る

エビとカニは両方で症状を引き起こしやすいので対応もセットで考えよう

エビもカニも、乳幼児期より学童期以降に発症が多くなるアレルゲンです。

エビアレルギーのおもな原因は「トロポミオシン」というタンパク質です。カニにも似たようなタンパク質があるので、同じように症状が起きることがあります。

食べ物の除去を進めるときは、エビとカニのアレルゲンをセットで考えてください。

また、タコやイカなどの軟体類と貝類などにも同じタンパク質が含まれます。これらに反応が出る子どももいるので、症状が出たと思ったらお医者さんに相談しましょう。

予防法を知る

だしや調味料もかならず表示の確認を

エビやカニは、エキスを凝縮してだしや調味料などに使われることがあります。一見、味はわかりにくいのですが、カップラーメンやスープなどにも入っているので、食品表示を確認するようにしてください。

今井先生ワンポイント！

甲かく類は「食物依存性運動誘発アナフィラキシー」を起こしやすいので要注意！

食物依存性運動誘発アナフィラキシー（→30・120・126ページ）について正しい知識をもっておきましょう。

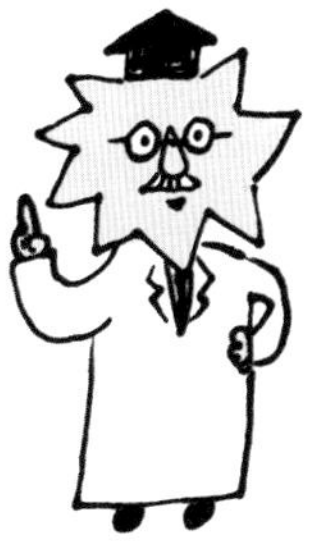

エビ・カニは表示義務の対象です

エビやカニは表示が義務づけられています。子どもと一緒に、どういうふうに表示されているかなど、内容を確認してみるとよいでしょう。

魚介類のだしで代用も！

小魚や貝類など、甲かく類以外の魚介でだしをとることで、エビやカニのだしと同じくらいうま味が凝縮され、おいしくなります。

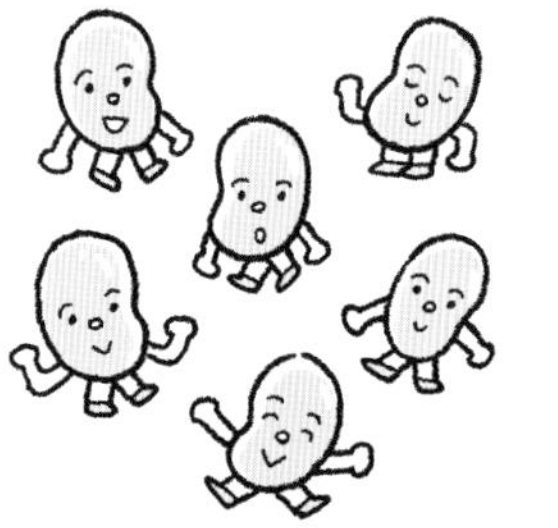

食物アレルギー⑦ 大豆

アレルギーを知る

みそやしょうゆは除去せずに済むことも

大豆アレルギーは、以前は鶏卵、牛乳とともに症状を誘発しやすい3大アレルゲンのひとつといわれていました。

大豆を使ったものすべてが食べられないという人もいますが、みそやしょうゆなどの発酵食品は、アレルゲン性が低下しているので食べられるケースが多いようです。

赤ちゃんが食べるベビーフードにも大豆が使われているものがあるので、アレルギー症状が出たら、いったん食べさせるのをやめてお医者さんに診てもらってください。

こんな食材に注意！

大豆を含む加工食品

豆腐、豆乳、納豆、厚揚げ、油揚げ、ゆば、がんも、おから、きな粉、大豆由来の添加物を使った菓子やドレッシング、カレーやシチューのルウ（大豆使用の有無は商品による）など

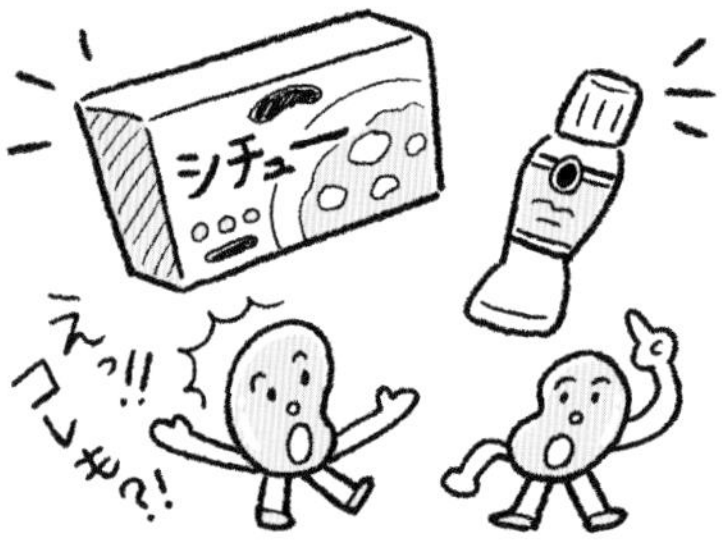

予防法を知る

大豆加工品はかならず表示をチェック！

大豆には、原材料そのものと大豆を含む食品添加物が多数あるため、かならず表示の確認をするようにしましょう。

なかには、「レシチン」などの乳化剤に含まれていることもあるので、完全除去をしている場合は、原材料表示をかならずチェックしてください。ただし、大豆は表示が義務づけられていないので、明記されていないこともあります。判断できないときは製造会社に確認しましょう。

Q ほかの豆類は大丈夫ですか？

A 小豆やいんげん豆、えんどう豆などは、基本的に取り除く必要はありません。大豆もやしは大豆の芽なので除去が必要ですが、緑豆もやしは食べられます。

お米や穀物原料の調味料があります

大豆が使えないときは、米や雑穀（ひえ、あわ、きび、キヌア、小豆など）でつくられた製品を使ってみましょう。

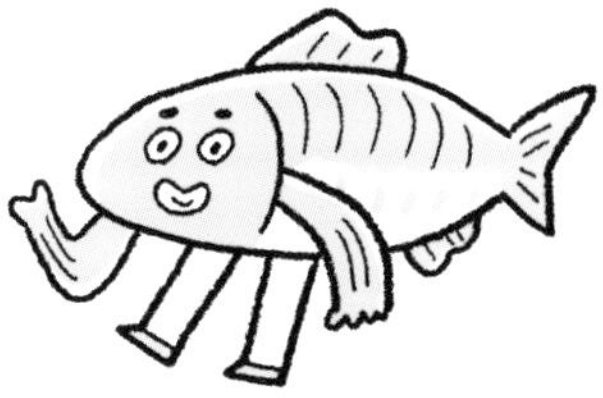

食物アレルギー⑧ 魚類

アレルギーを知る

魚は貴重な栄養源です 食べられる魚を見つけよう

魚アレルギーでも、すべての魚が食べられないわけではありません。気にしすぎるあまり、すべてを取り除くと、魚特有のビタミンDなど大切な栄養素が不足してしまいます。お医者さんの指導のもと、「経口負荷試験」によって食べられる魚を見つけましょう。

一部の魚は、鮮度が落ちるとヒスタミンという成分がつくられ、かゆみ、じんましんなどアレルギーとよく似た症状を引き起こすことがあります。これはヒスタミンによる食中毒で、アレルギーではありません。

こんな食材に注意！

魚を含む加工食品

だし：粉末だし（たくさん食べると反応することがあります）、にぼし、かつおぶし
加工品：はんぺん、ちくわ、かまぼこなど

Q 魚のだしは大丈夫ですか？

A かつおぶしやにぼしなどによるだしは、使用できることが多いです。お医者さんに相談してみましょう。

代用食材を知る

代用してタンパク質やビタミンDを積極的にとろう

魚のタンパク質は、肉類や大豆の加工品で必要な量をおぎなってください。ビタミンDが不足すると、カルシウムの吸収もわるくなるため、干ししいたけ、きくらげ、卵黄などで代用しましょう。赤ちゃんにはアレルギー用ミルクなどもよいでしょう。

今井先生ワンポイント！

寄生虫で症状が起きることも

大人がおもにかかるのですが、魚に寄生するアニサキスが原因のアレルギーも報告されています。

ツナ缶やすり身は問題ないことも

ちくわやかまぼこなどのすり身やツナ缶は、アレルゲン性が低下しているといわれています。お医者さんに相談して、食べられる品目を増やしましょう。

だしは昆布やしいたけで代用

調理に魚のだしも使わないようにお医者さんに指導されたときは、しいたけや昆布、お肉のだしなどを活用するとよいでしょう。

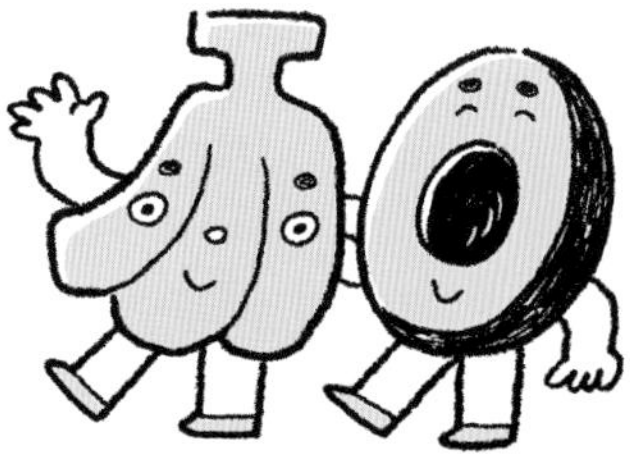

食物アレルギー⑨

野菜・果物

アレルギーを知る

花粉症になると果物や野菜で症状が出ることも

旬の果物や野菜はおいしそうですが、これらを食べてすぐに口の中やのどがピリピリしたり、かゆくなったり、くちびるや舌が腫れたりする症状が出ることがあります。花粉症と関連して発症するこうしたタイプの食物アレルギーを「花粉-食物アレルギー症候群（PFAS）※」といいます。

花粉-食物アレルギー症候群（PFAS）は軽い症状のことが多いですが、まれに、じんましんや腹痛、呼吸困難など全身症状が起きることもあるので注意してください。

こんな食材に注意！

花粉-食物アレルギー症候群

花粉症	食べると症状が出る可能性がある野菜・果物
シラカンバ	リンゴ、西洋ナシ、サクランボ、モモ、アンズ、アーモンド、セロリ、ニンジン、キウイフルーツ、マンゴーなど
スギ	トマト
ヨモギ	セロリ、ニンジン、マンゴーなど
イネ科	メロン、スイカ、トマト、キウイフルーツ、オレンジ、ピーナッツなど
ブタクサ	メロン、スイカ、キュウリ、バナナなど

ラテックス-フルーツ症候群

食べると症状が出る可能性がある　野菜・果物
アボカド、クリ、バナナ、キウイフルーツなど

花粉-食物アレルギー症候群は成長すると治る即時型も！

「花粉-食物アレルギー症候群（PFAS）」は、花粉症のアレルゲンのタンパク質と野菜や果物のタンパク質がとても似ていることで、IgE抗体が過剰反応を起こしてアレルギー症状を引き起こします。すべての花粉症の人に出るということではありません（→58ページ）。

ラテックス-フルーツ症候群にもご注意

ゴムの木の樹液「ラテックス」にアレルギー（→102ページ）のある子どもが果物などを食べると、交差反応（→59ページ）を起こすことがあります。これを「ラテックス-フルーツ症候群（LFS）※」といいます。

※花粉-食物アレルギー症候群（pollen-foodallergy syndrome, PFAS）

※ラテックス-フルーツ症候群（latex-fruit syndrome，LFS）

予防法を知る

違和感があったらすぐに食べるのをやめよう

野菜や果物を食べて口の中やのどが何かおかしいなと感じたら、それ以上は食べないように子どもに伝えましょう。

野菜や果物アレルギーのうち、花粉-食物アレルギー症候群（ＰＦＡＳ）の原因物質は加熱や加工、消化酵素に弱いので、症状は自然におさまるでしょう。

ただ、なかには一般的なアレルギーと同じように全身症状が出るタイプの野菜・果物アレルギーもありますので、強い症状があるときはすぐに受診しましょう。

今井先生ワンポイント！

交差反応があるものを知っておきましょう

もともと、症状の出るアレルゲンと食べ物のタンパク質の構造が似ているために、本来症状が出ていない食べ物に対して反応が起こることがあります。これを「交差反応」といいます。自分のアレルギーとの関連性をお医者さんに説明してもらいましょう（→ 59ページ）。

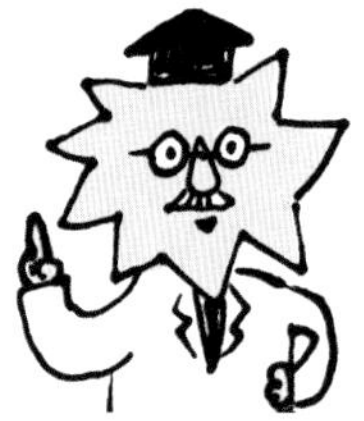

食生活のポイント！

食べられる野菜や果物を知っておこう

アレルギー症状が出ない野菜や果物などを食べれば、ビタミンや食物繊維などの栄養を補給できます。

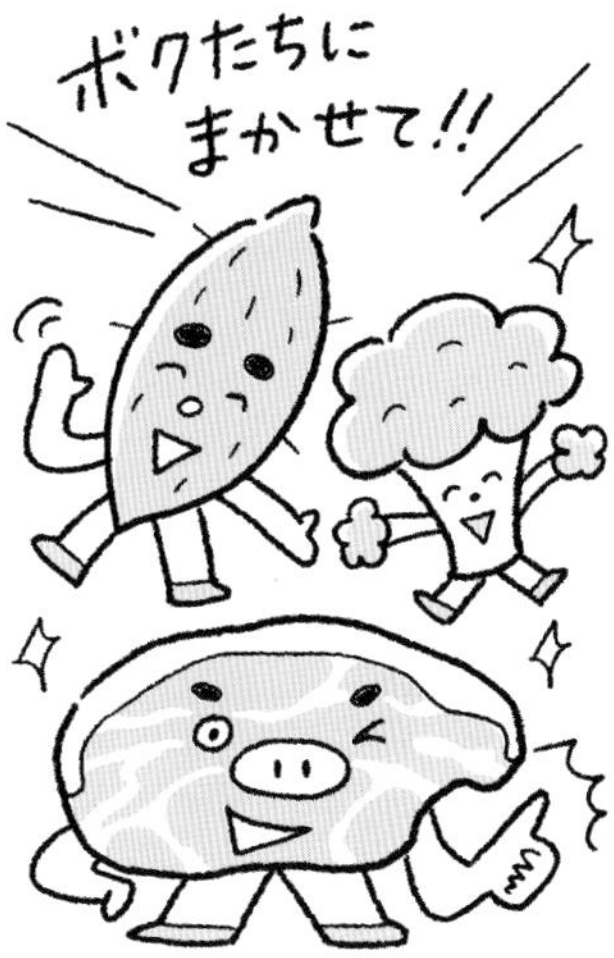
ボクたちにまかせて!!

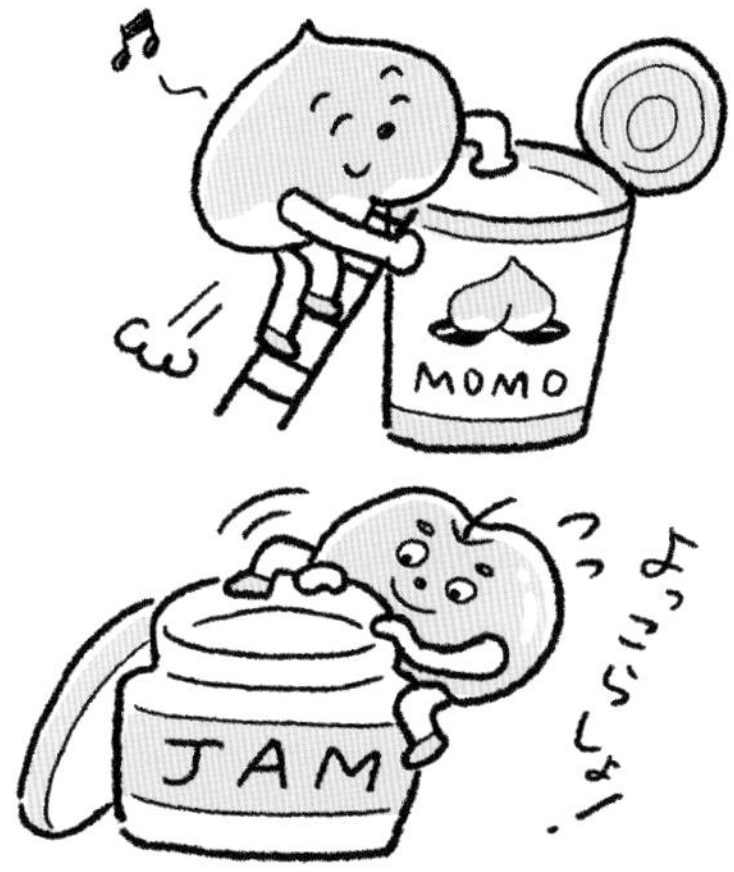
MOMO
JAM
よっこらしょ！

ジャムや缶詰など加熱したものは食べられることもある

花粉-食物アレルギー症候群（ＰＦＡＳ）の原因となる野菜や果物は、熱を加えるとアレルギー症状を起こさなくなります。
たとえば、リンゴアレルギーでも、アップルパイや焼きリンゴはOKなど、多くの場合調理したものは食べられます。
野菜類もソースや調味料なら食べられることが多いです。

Q 外食のときはみんなどうしているの？

A まずは、お店の人にあらかじめ食べられない食材を伝えましょう。除去や代替をお願いしてもよいと思います。

食物アレルギー⑩ 魚卵

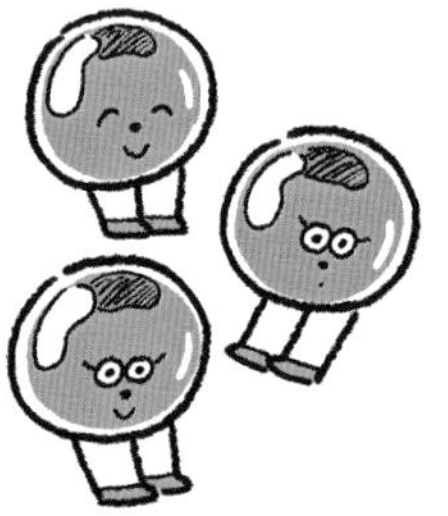

アレルギーを知る

乳幼児期は「イクラ」に注意しよう

「イクラ」による食物アレルギーが増えています。

乳幼児期にはじめてイクラを食べると、アレルギー症状が誘発される場合がありますので、まわりの大人が気をつけるようにしましょう。

そもそもの話になりますが、イクラは赤ちゃんには塩分が高く、ほぼ生で食べさせること自体、おすすめできません。

同じ卵でも鶏卵とは異なります！

魚卵と鶏卵では、アレルゲンが異なります。ですから、どちらかにアレルギーがあったからといって、両方を除去しなくても大丈夫です。

アレルギー表示が対象外の食品です

鶏卵と異なり、「魚卵、は虫類卵、昆虫卵」はアレルギー表示の対象外です。購入するときに注意しましょう。ただし、イクラは表示が推奨されています。

食物アレルギー⑪ 肉

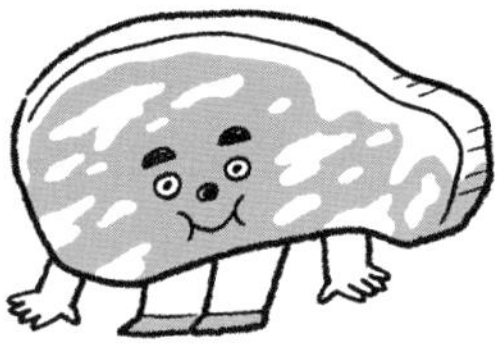

アレルギーを知る

肉アレルギーでも調味料の肉エキスは大丈夫なことも

牛肉・豚肉・鶏肉など、肉にアレルギーのある人はきわめてまれです。

肉類を食べるとアレルギー症状が出る場合は、加熱してもアレルゲン性が低下しない成分に反応していることも考えられるので、加工食品にも注意が必要です。

ただ、肉アレルギーがあったとしても、多くの人は調味料の肉のだし（エキス）をとることができます。

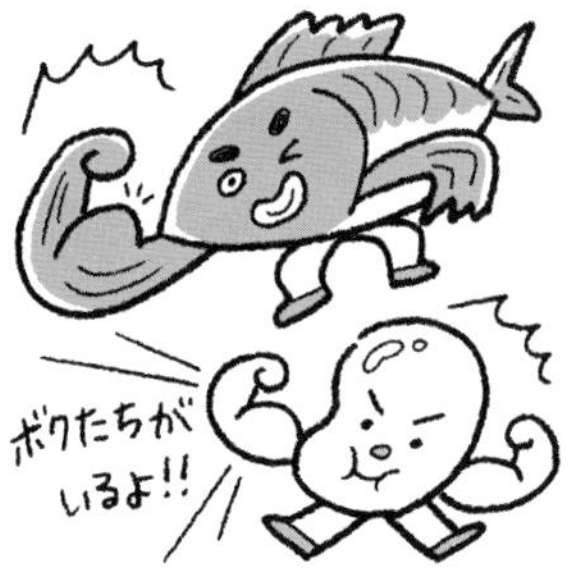

魚類や大豆製品などでタンパク質を補給しよう

特定の肉を食べられなくても、魚や大豆製品でタンパク質をおぎなうことができます。

肉を取り除くときはヘム鉄の不足に注意

すべての肉類を取り除く場合は、ヘム鉄を多く含む赤身の魚（カツオ、マグロ、イワシ、サンマ、ブリなど）や貝類（アサリなど）をとりましょう。

食物アレルギー⑫

ナッツ類（木の実）

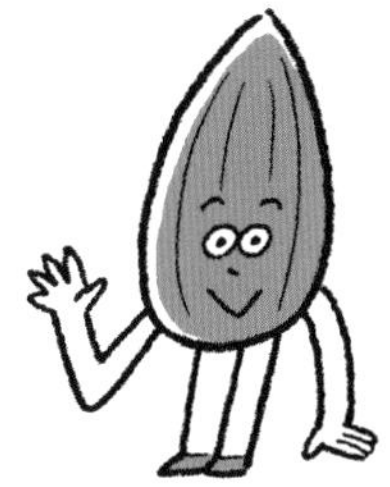

アレルギーを知る

ナッツ類すべてを除去しなくてもOK

クルミ、カシューナッツ、アーモンド、マカダミアナッツ、ココナッツなど、ナッツにはいろいろな種類がありますが、すべてにアレルギーが出て食べられないわけではありません。なので、ひとくくりに取り除く必要はありません。

ちなみにピーナッツ（落花生）は、マメ科の植物なので、ナッツ類とは異なる食べ物です（→40ページ）。ピーナッツアレルギーだからナッツも食べられない、ということはありません。

こんな食材に注意！

クルミ、カシューナッツ、アーモンド、マカダミアナッツ、ヘーゼルナッツ、ココナッツ、ピスタチオなど。
※「カシューナッツとピスタチオ」、「クルミとペカンナッツ」は強い交差反応があるので充分に注意しましょう。

外見だけではわからないパウダーでの使用も

アーモンドやココナッツなどは菓子類のパウダー（粉状）としてよく使われます。
見た目でわからないものは、かならず原材料を確認しましょう。

食物アレルギー⑬

ゴマ

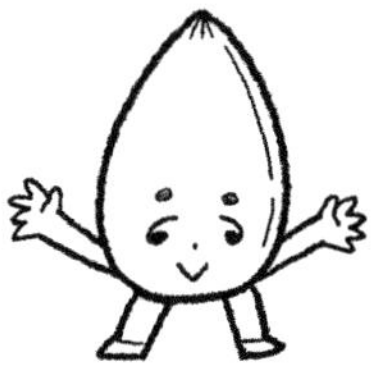

アレルギーを知る

アレルゲンがナッツやピーナッツとは違うのがミソ

ゴマは、ピーナッツ（落花生）やナッツ類と原因となるタンパク質が異なるので、ひとくくりに考える必要はありません。

ゴマアレルギーは、すりゴマや練りゴマで症状が起こりやすい傾向があります。

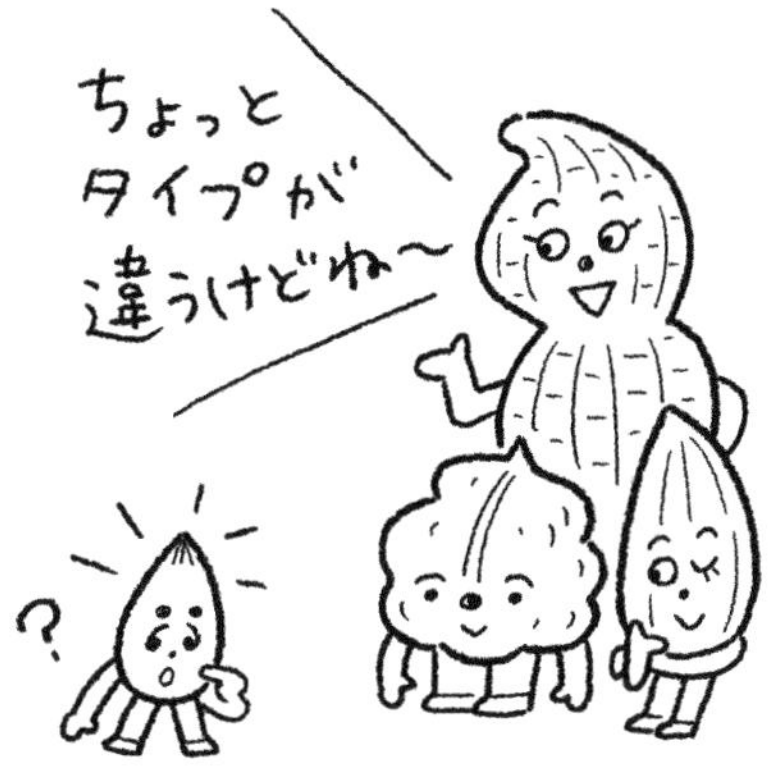

ゴマ油は症状が出にくいもの

ゴマアレルギーでも、ゴマ油は使用できることが多いですが、不安な場合は専門医に相談をしてください。

アレルギー表示がされていないこともあります

ゴマは加工食品のアレルギー表示の推奨品目です。推奨なので表示されない場合もあるので注意が必要です。

食物アレルギーコラム①

おもなアレルゲン28品目食品表示をチェック

アレルギーの症状が起きる食べ物をとらないよう、また必要のない除去までしなくてすむように、加工食品の原材料表示を理解しましょう。

対象となるのは、あらかじめ容器包装されているものです。表示が義務づけられているのは「特定原材料」7品目と、表示が推奨されている「特定原材料に準ずるもの」21品目。

義務表示以外の食品は表示が省略されているものもあるので、くわしく調べたいときは、製造元に連絡して確認してみるとよいでしょう。

●特定原材料7品目（表示義務があるもの）

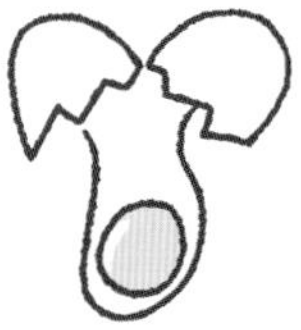
鶏卵
表示は食鳥類（あひる、うずらなど）の卵も含みます。

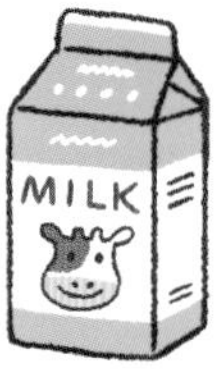

牛乳
牛乳由来のものを表示。ヤギやヒツジの乳は含みません。

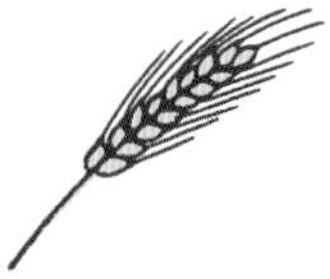
小麦
大麦、ライ麦などは含まれません。

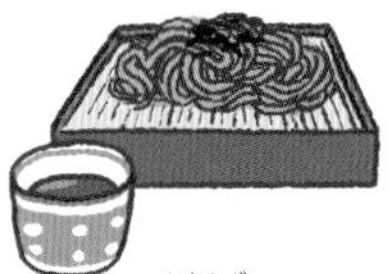
そば

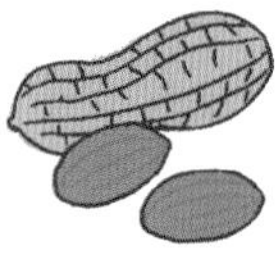
落花生

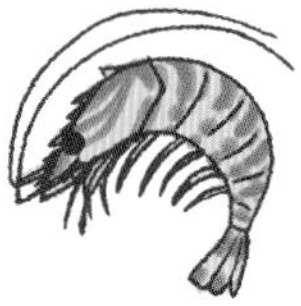
エビ

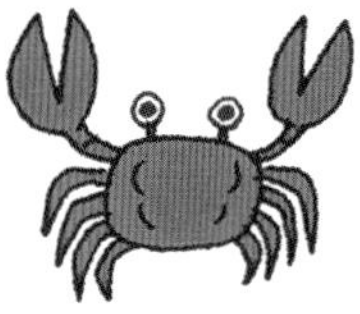
カニ

●特定原材料に準じるもの21品目（表示が省略されていることもあります）

アワビ 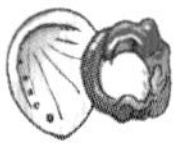	イカ 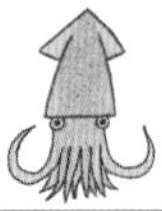	イクラ 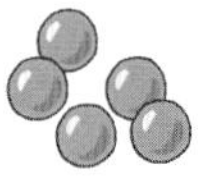	オレンジ 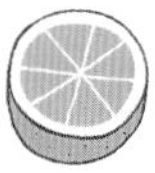	アーモンド 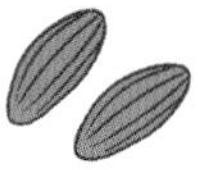			
キウイフルーツ 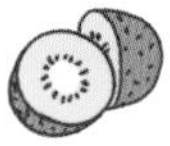	牛肉 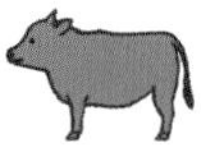	クルミ 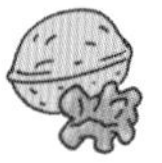	サケ 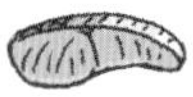	サバ 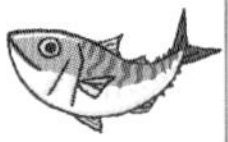	大豆 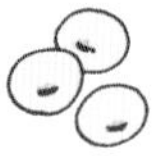	鶏肉 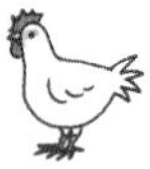	豚肉 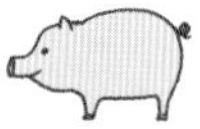
マツタケ 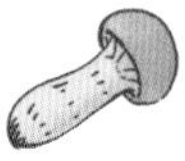	モモ 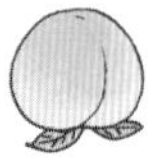	ヤマイモ 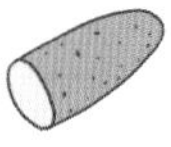	リンゴ 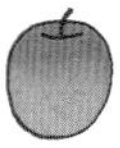	ゼラチン 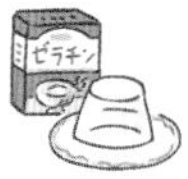	バナナ 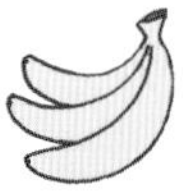	ゴマ 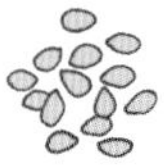	カシューナッツ 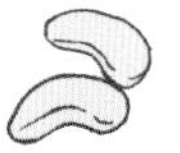

代替表記と拡大表記があります

食べ物の名前が異なっていても、特定原材料などと同じであることが理解できる場合は、「**代替表記**」で表示することが認められています。
同様に、特定原材料などの名称や代替表記の名称を含むものは「**拡大表記**」として表示することができます。

お菓子を食べるときには
ちゃんと食品表示を見てね！

【 食品表示例 】
名称：洋菓子
原材料名：水あめ、還元水あめ、砂糖、全卵、マーガリン、植物油脂、ショートニング、加糖れん乳、乳化剤（大豆を含む）、乾燥卵白、香料

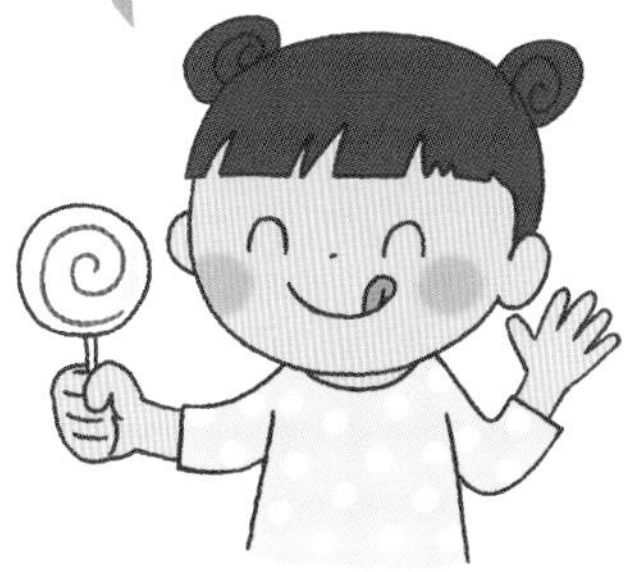

●表記例

卵
代替表記：玉子、たまご、タマゴ、エッグ、鶏卵、あひる卵、うずら卵
拡大表記：厚焼玉子、ハムエッグ

乳
代替表記：ミルク、バター、バターオイル、チーズ、アイスクリーム
拡大表記：アイスミルク、ガーリックバター、プロセスチーズ、乳糖、乳タンパク、生乳、濃縮乳、加糖れん乳、調整粉乳

小麦
代替表記：こむぎ、コムギ
拡大表記：小麦粉、小麦胚芽

エビ
代替表記：海老、エビ
拡大表記：エビ天ぷら、サクラエビ

カニ
代替表記：蟹、カニ
拡大表記：上海がに、カニシューマイ、マツバガニ

落花生
代替表記：ピーナッツ
拡大表記：ピーナッツバター、ピーナッツクリーム

そば
代替表記：ソバ
拡大表記：そばがき、そば粉

「一括表示」や表示の省略もあるのでご注意を！

食品表示には、原材料ごとにアレルゲンを表示する「個別表示」と、まとめて表示する「一括表示」があります。ほかに、推奨21品目はアレルゲン表示が省略されることもあります。一度記載したアレルゲンがほかの原材料にも含まれている場合、二度目以降の記載は省略してもよいとされています。

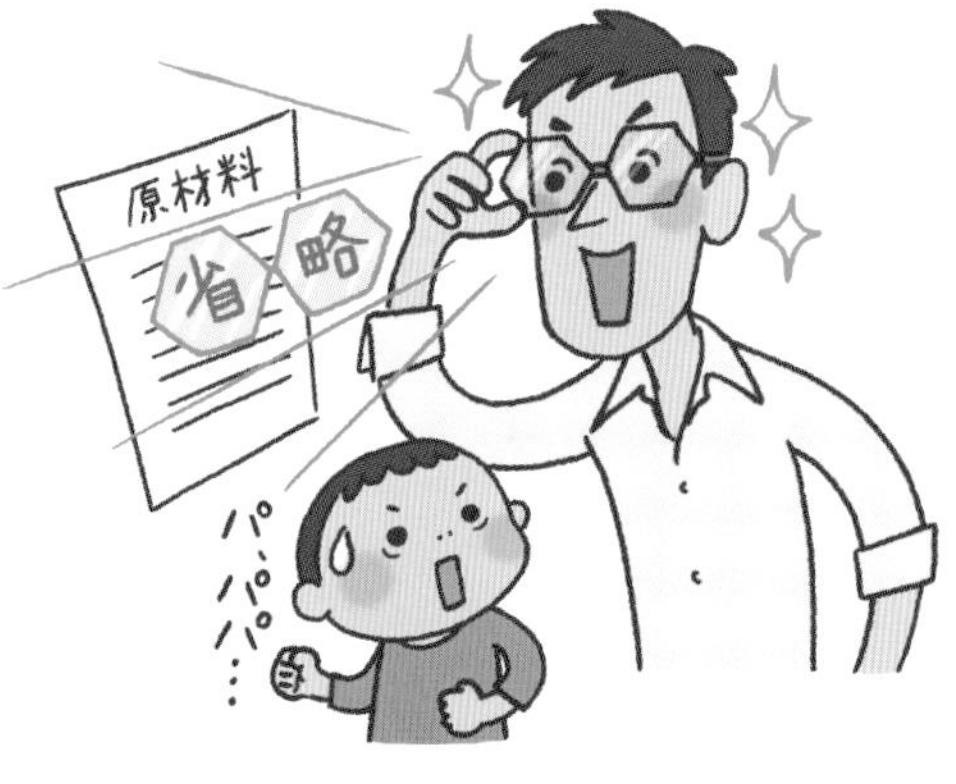

例：ポテトサラダ

個別表示だと原材料名が入っていますが、一括表示になると原材料にどんなアレルゲンが含まれているのかわかりづらくなります。

【個別に表示する場合】

原材料名：じゃがいも、にんじん、ハム（卵・豚肉を含む）、**マヨネーズ**（卵・大豆を含む）、**タンパク加水分解物**（牛肉・さけ・さば・ゼラチンを含む）／**調味料（アミノ酸等）**

【一括表示する場合】

原材料名：じゃがいも、にんじん、ハム、マヨネーズ、タンパク加水分解物／調味料（アミノ酸等）、（一部に卵・豚肉・大豆・牛肉・さけ・さば・ゼラチンを含む）

例：ポテトチップス

同じアレルギーの物質名が何回も出てくる場合は省略されてしまうことがあります。

【省略されない場合】

原材料名：ばれいしょ（国産）、植物油、食塩、ぶどう糖、タンパク加水分解物（大豆を含む）、**でん粉、粉末しょうゆ**（大豆・小麦を含む）、**香味油**（大豆・小麦を含む）、**調味料（アミノ酸等）**
●添加物：香料（大豆・小麦・リンゴ由来）、**パプリカ色素**（大豆由来）、**甘味料（ステビア）**

【省略される場合】

原材料名：ばれいしょ（国産）、植物油、食塩、ぶどう糖、タンパク加水分解物（大豆を含む）、**でん粉、粉末しょうゆ**（小麦を含む）、**香味油、調味料（アミノ酸等）**
●添加物：香料（リンゴ由来）、**甘味料（ステビア）**

取り除く必要のない
まぎらわしい表示があることも

特定原材料と関係がなくても、含まれるような誤解を受ける表示があります。これらは、表示があっても除去の対象とする必要はありません。

鶏卵→ 卵殻カルシウム

牛乳→ 乳酸菌、乳酸カルシウム、乳酸ナトリウム、乳化剤、ココナッツミルク、カカオバターなど

小麦→ 麦芽糖、麦芽

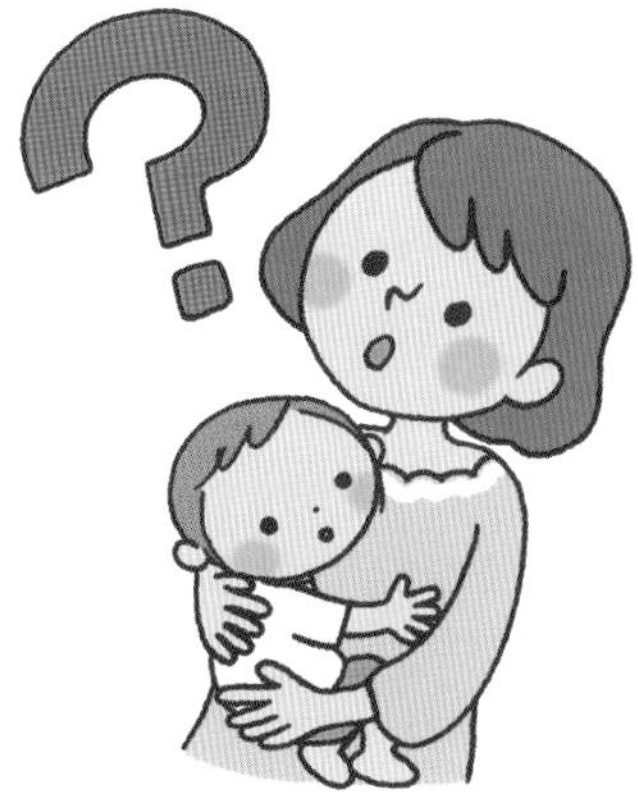

「同じラインで製造しています」注意喚起表示とは？

原材料表示の欄外に「〇〇を含む製品と同じラインで製造しています」などの表記を見たことがありますか？　これを「注意喚起表示」といいます。食品工場内などでの意図しない混入を示す表記ですが、基本的にはその製品に該当する食物は入っていないと考えることができるので、避ける必要はありません。

「原材料の一部に～を含む」「～由来」を見逃さないで

表示義務のある特定原材料が含まれていることを示す表記以外にも、「原材料名（●●を含む）」「添加物名（●●由来）」といった表示があるのをご存じでしょうか？　悩ましいのは、そのような表記だからといって微量しか含まれないとは限らないことです。気になったときは、お医者さんに確認してみましょう。

食物アレルゲンは薬やせっけん・入浴剤にも含まれている

食物アレルギーのアレルゲンは、食べ物のみに含まれるわけではありません。薬やスキンクリーム、せっけん、入浴剤にも含まれることがあるので、アレルギーがあるときは薬剤師さんに相談をして商品を選ぶようにしましょう。

【牛乳成分が含まれる薬剤】
〇下痢止め（タンニン酸アルブミン、タンナルビン）
〇インフルエンザ治療薬（商品名:イナビル®､リレンザ ®）など。
ほかに鶏卵成分を含む薬やせっけん、クリームなども原材料をチェックしましょう！

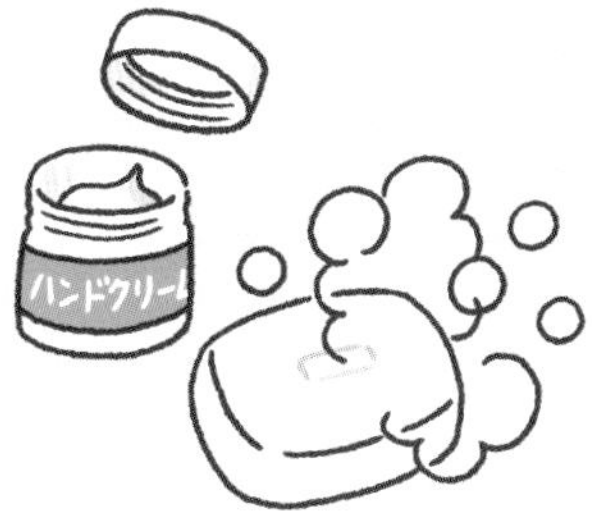

食物アレルギーコラム②

食物アレルギーと離乳食の進め方

食物アレルギーは、乳幼児期に多く発症します。たとえば、アトピー性皮フ炎と診断された赤ちゃんが、食物アレルギーを合併していることもあります。

そのため、ママたちは離乳食に神経を使うようになりました。「離乳食のスタートを遅らせせようか」「進め方をどうしたら?」などと、迷っているママも多く見られます。

離乳食は、赤ちゃんがさまざまな食べ物の味を知り、噛んで飲み込む力をつけ、栄養をとり込むための大切な一歩です。自己判断で開始を遅らせることは好ましくありません。迷ったらお医者さんに相談し、指導にしたがって進めましょう。

推奨されている食材をしっかり調理してスタート

乳児のアレルギーの原因となる食べ物は、鶏卵、牛乳、小麦が約９割を占めます。離乳食のスタート時期に、一般的に推奨されている食材を、素材の味が引き立つようにゆでたり、和風だしで煮たりしましょう。もし、アレルギーが起きたと思ったときは、すぐに医療機関を受診しましょう。

離乳食の開始時期は５～６ヵ月頃でOK

食物アレルギーの心配があっても、離乳食の開始を遅らせる必要はありません。離乳食のスタートを遅らせてもアレルギーの予防効果はないからです。通常と同じように生後５～６カ月頃からはじめるとよいでしょう。厚生労働省の「授乳・離乳の支援ガイド※」に沿いながらはじめてください。

※厚生労働省の「授乳・離乳の支援ガイド」
https://www.mhlw.go.jp/content/11908000/000496257.pdf

授乳中も食事制限したほうがいい？

ママは何でもバランスよく食べて

授乳中にママが食べた物がアレルゲンとなり、赤ちゃんがアレルギーになるのではと気に病む人もいると思います。でも、いまの時点では医学的に証明されていません。食べ物にアレルギーのないママはむやみに食事制限をせず、バランスのよい食事を心がけましょう。

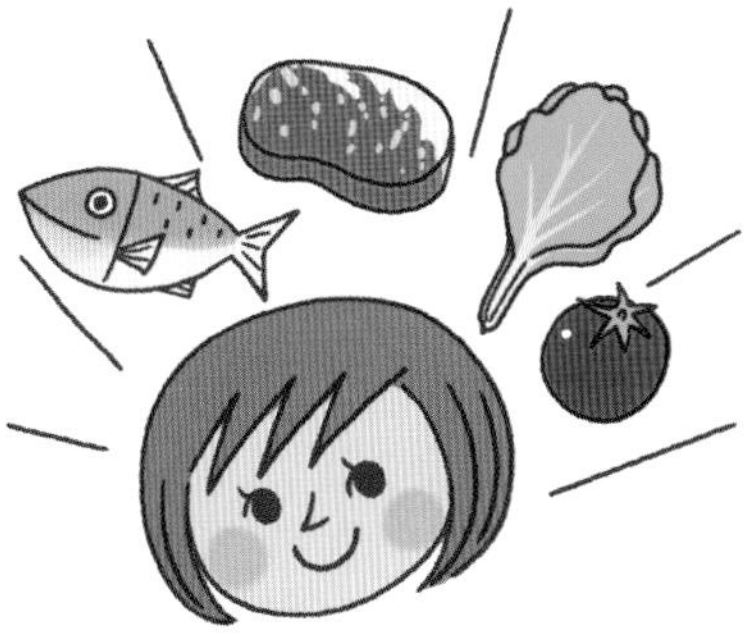

離乳食を与えるときの注意点は？

赤ちゃんの体調がよいときにはじめましょう

はじめて離乳食を与えるときは、赤ちゃんの体調と機嫌のよいときを選ぶようにしましょう。

皮フをきれいにしてから食事をしましょう

湿疹などが出ている場合は、治療が一段落してから離乳食をはじめます。なかなか湿疹がよくならなかったら早めに受診しましょう。もしも症状が出た場合、食べ物が影響したのかどうか判断しやすくするためです。

新鮮な食材を使って調理しましょう

赤ちゃんが食べる食材は新鮮なものを選んで調理しましょう。

少ない量から少しずつ慣らしながら与えましょう

いきなり多くの量を与えて、強いアレルギー反応が出ないようにするためにも、1日1食（1回）少量からはじめましょう。様子を見て、アレルギー症状が出ないようなら、また次の日に与えてみてください。

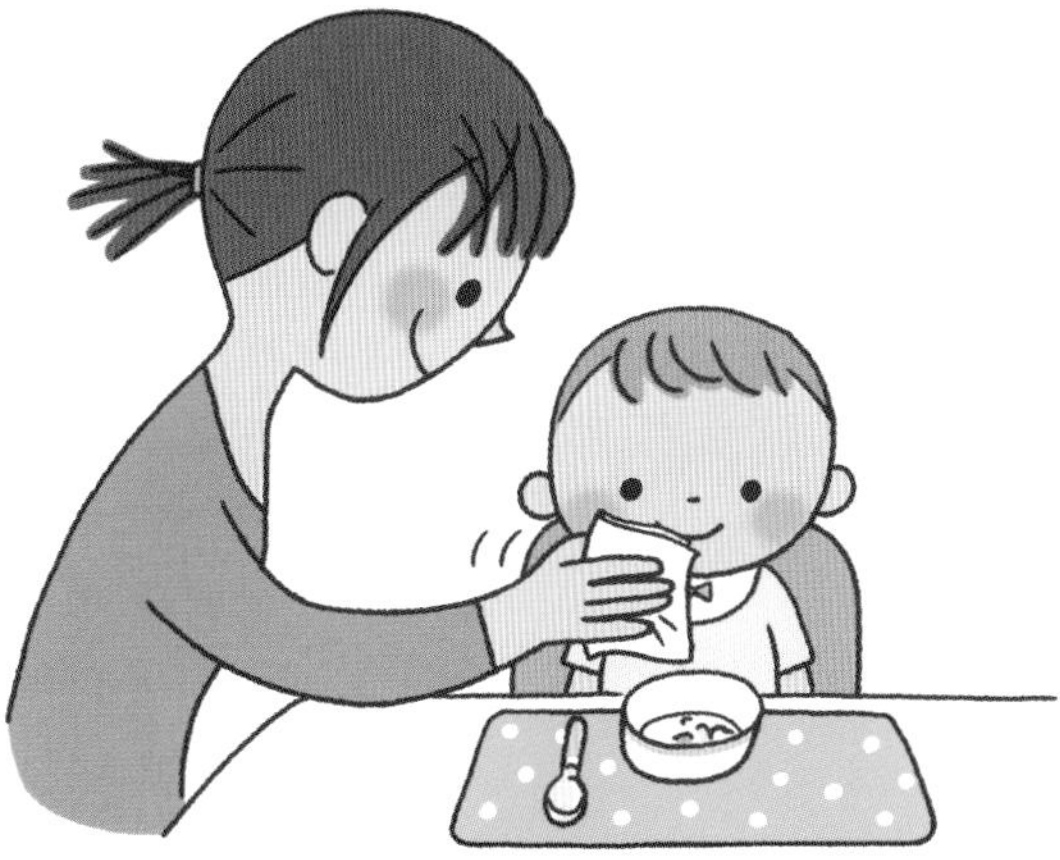

食物アレルギーコラム③

鶏卵・牛乳・小麦などは就学以降に食べられるように！

食物アレルギーの患者は、子どもを中心におよそ30万人いるといわれています。とくに乳幼児期に発症することが多く、症状が誘発されてすぐに医療機関で治療を受けた患者は、0歳児が全体の3割ともっとも多く、3歳までで6割半、8歳までで約8割を占めます。

子どもに食物アレルギーが多いのは、消化吸収や免疫のしくみがまだできていないことが一因と考えられています。

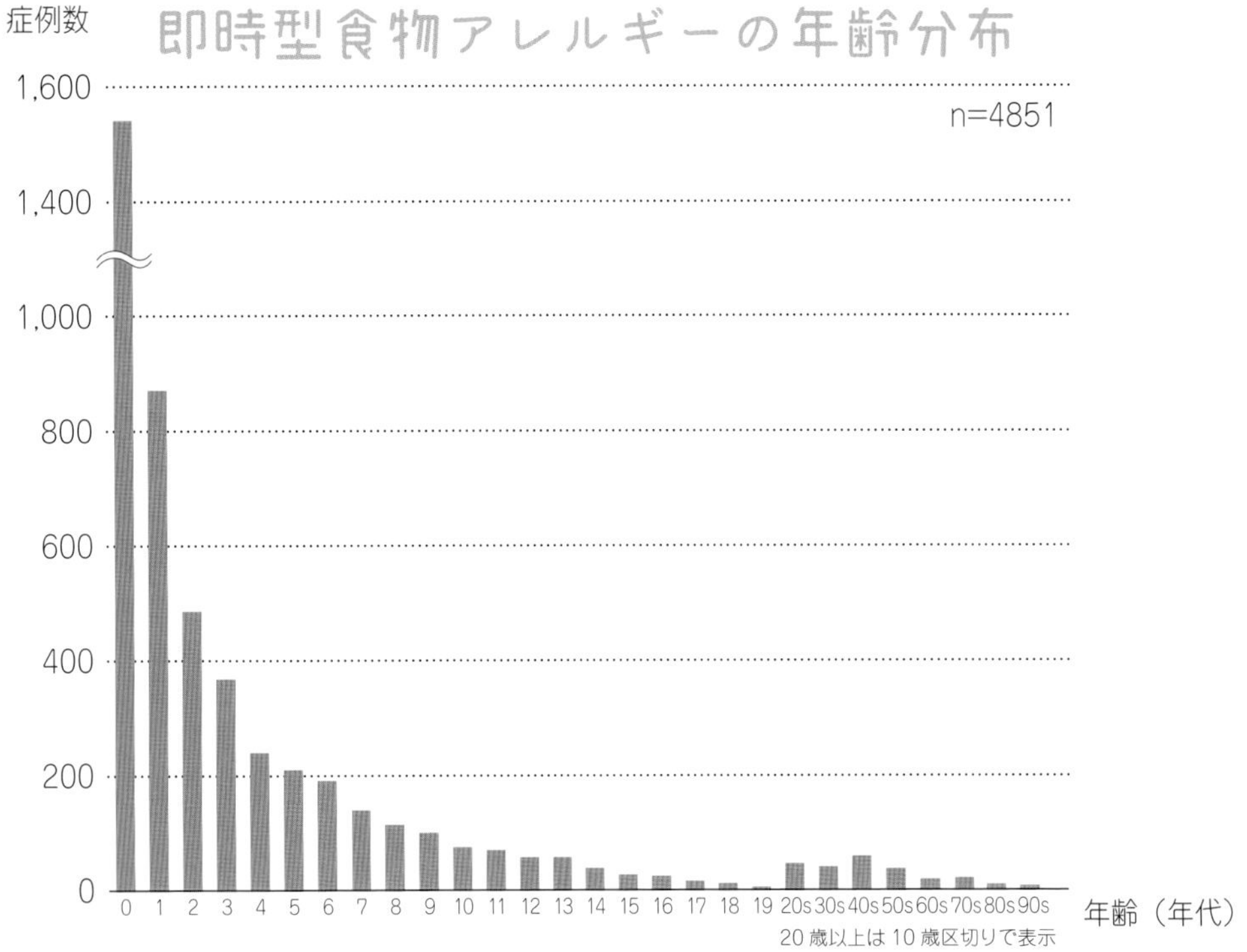

消費者庁「食物アレルギーに関連する食品表示に関する調査研究事業」
平成29（2017）年「即時型食物アレルギー全国モニタリング調査結果報告」より

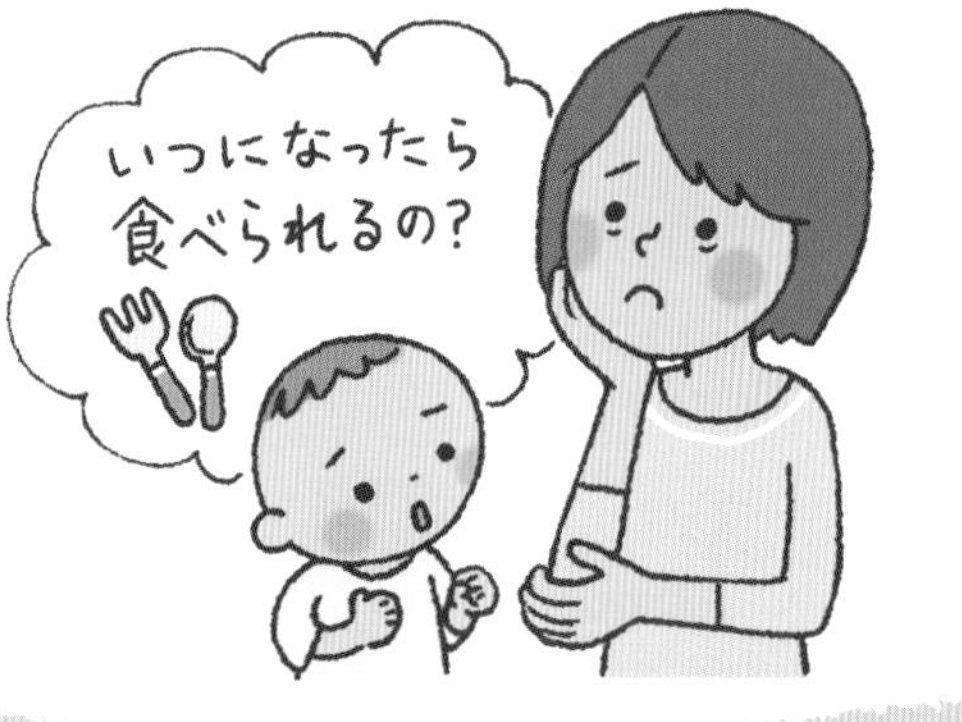

そのため、成長に伴い、胃酸などの消化酵素がきちんとはたらくようになって、消化吸収や免疫のはたらきがよくなると、鶏卵・牛乳・小麦などは食べられるようになっていきます。

ただし、これ以外の食品では治りにくいこともあるので、お医者さんの指示に沿って治療を続けていきましょう。

鶏卵・牛乳・小麦は食べられるようになることも

即時型食物アレルギーを起こす３大原因食物は、鶏卵、牛乳、小麦です。３歳まではこの３つが大半を占めます。これらの原因食物は、年齢とともに免疫が発達し体の耐性ができていけば、食べられるようになることも比較的多くあります。おうちの方はとても心配だと思いますが、長い目で見守っていくようにしましょう。

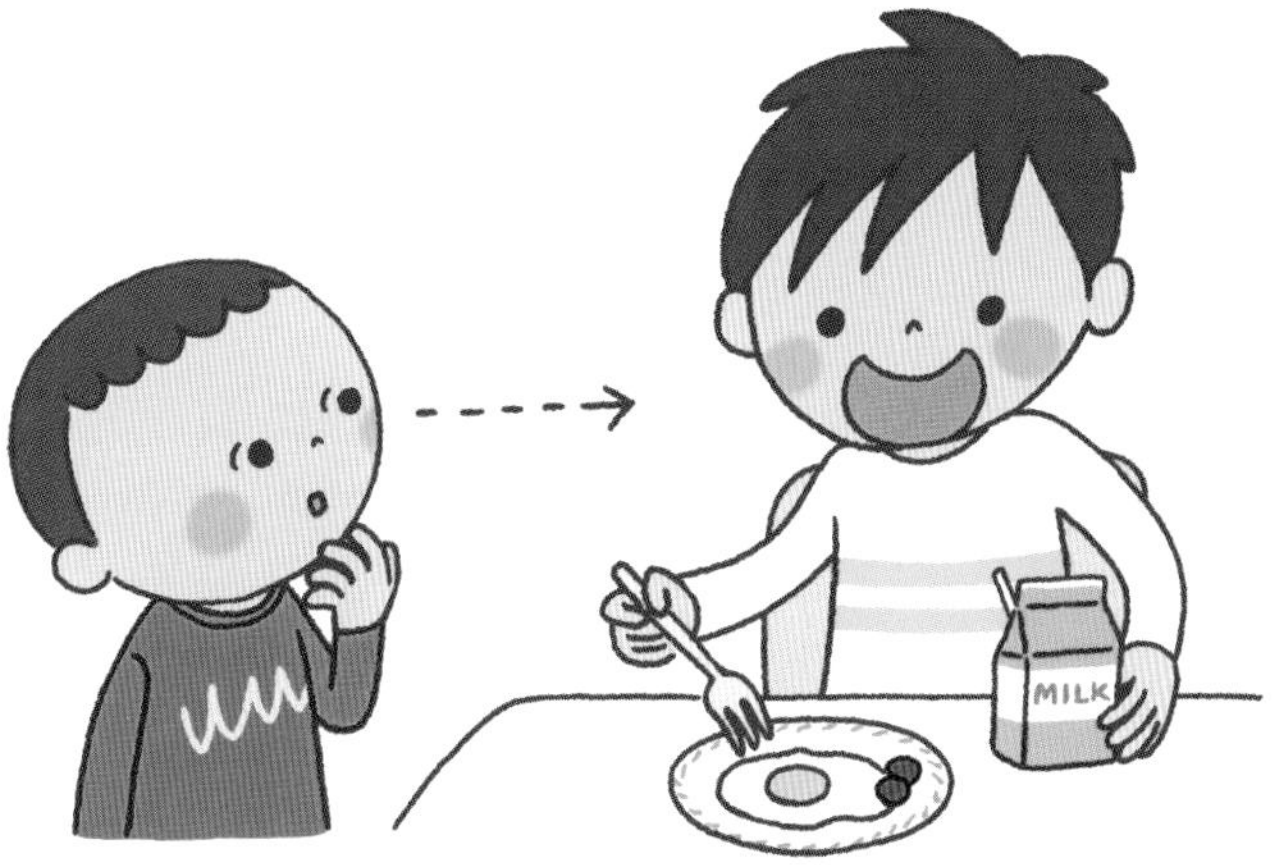

正しい診断に従って取り除くものや量を変えていきましょう

食べると症状が出てしまう食べ物はやむを得ず除去しなくてはなりませんが、食事全体から考えると、除去は最小限にとどめたいところです。除去の生活に慣れてしまうと、「ちょっと心配だから念のため」といつまでも続けて過剰になってしまい、QOL※が低下して成長に悪影響を与えることになるかもしれません。食べられるようになったら「食べる範囲」を広げて、お医者さんと一緒に症状に対処して進めましょう。

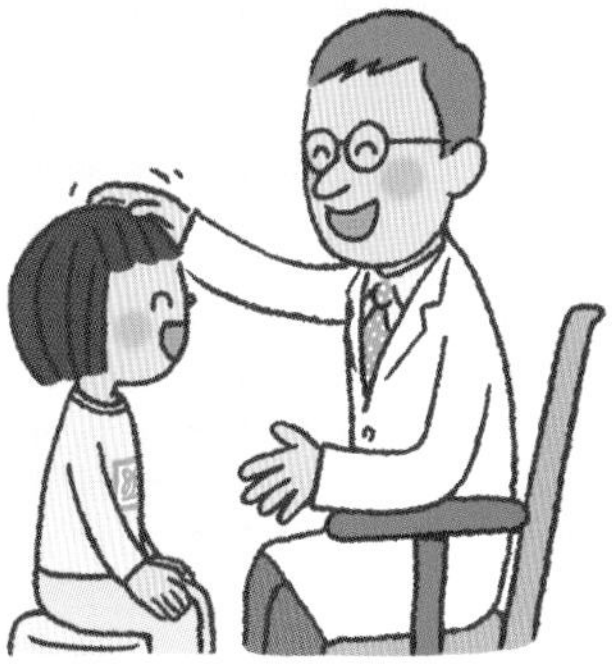

※ QOLとは、クオリティ・オブ・ライフの略字。「生活の質・生命の質」の意味で使われることが多く、社会的・精神的・身体的状況などから個人が認識する状況のことをいいます。

食物アレルギーコラム④

花粉アレルギーと関係する口腔アレルギー症候群

特定の果物や野菜を生で食べると、口の中に、かゆみやヒリヒリした痛みが数分以内に起こる場合があります。

花粉症になると発症することが多いので「花粉 - 食物アレルギー症候群（ＰＦＡＳ）」ともいい、粘膜を経由して起こる食物アレルギーと考えられています。加熱した果物や野菜ではこのような症状は起きません。

症状は、口の中からのどにかけて起き、ほとんどが軽い症状ですが、なかには、じんましんや腹痛、呼吸困難といった全身症状が起きることもあります。

花粉症の人が発症することが多い

花粉と似た成分をもつ果物や野菜があり、花粉症の人がその果物や野菜を食べると症状が出ることがあります。シラカンバ、ハンノキの花粉症がある人はリンゴ、モモ、サクランボなどに。スギの花粉症のある人はトマト、ヨモギの花粉症はニンジン、セロリなどに発症する傾向があります。体調不良や花粉飛散時期にたくさん食べると、まれに全身症状が起きることがあるので注意が必要です。

子どもは花粉症になる前に発症することも

花粉 - 食物アレルギー症候群（ＰＦＡＳ）は学童期以降に多く見られます。発症は花粉症の人に起こり、子どもの場合は花粉症を発症する以前になることもあります。

どんな症状が出るの？

口の中、舌、のど、くちびるなどに、かゆみや腫れ、ヒリヒリした痛みや違和感があります。

加熱したものは大丈夫

加熱処理すると症状は起こらなくなるため、ジャムやアップルパイ（焼いたお菓子）、加熱処理したフルーツジュースなどは心配ありません。

食物アレルギーコラム ⑤

違うアレルゲンでも症状の出る交差抗原性、交差反応

食べ物や花粉などに含まれるタンパク質の構造が似ている場合に、似ている物質同士が関係して症状が誘発されることがあります。これを「交差抗原性」があり「交差反応」を認めるといいます。

たとえば、シラカンバ（シラカバ）花粉とリンゴの組み合わせなどが「交差抗原性」で発症することがあります。

なかには、アレルギー反応が出ないこともあります。食べられるかどうかはお医者さんの判断にゆだねましょう。

花粉と交差抗原性がある野菜や果物も

花粉 - 食物アレルギー症候群（ＰＦＡＳ）もまた、組み合わせの交差抗原性が原因だと考えられています。たとえば、シラカンバ（シラカバ）花粉とリンゴやモモなどのバラ科の果物。ブタクサ花粉はメロンやスイカなどのウリ科果物に反応することがあります（→ 46 ページ）。

ラテックス - フルーツ症候群

天然ゴム製品（輪ゴム、風船、ゴム手袋、その他ゴム製品など）の原料は、ゴムの木の樹液「ラテックス」です。これらは、アボカド、バナナ、クリ、キウイフルーツなどと交差反応することがわかっています。ラテックスは、輪ゴムやゴム手袋、ゴムぞうり、風船、おしゃぶりなどに姿を変えて、赤ちゃんや小さな子どもが口にしたり遊んだりするものにも使われています。

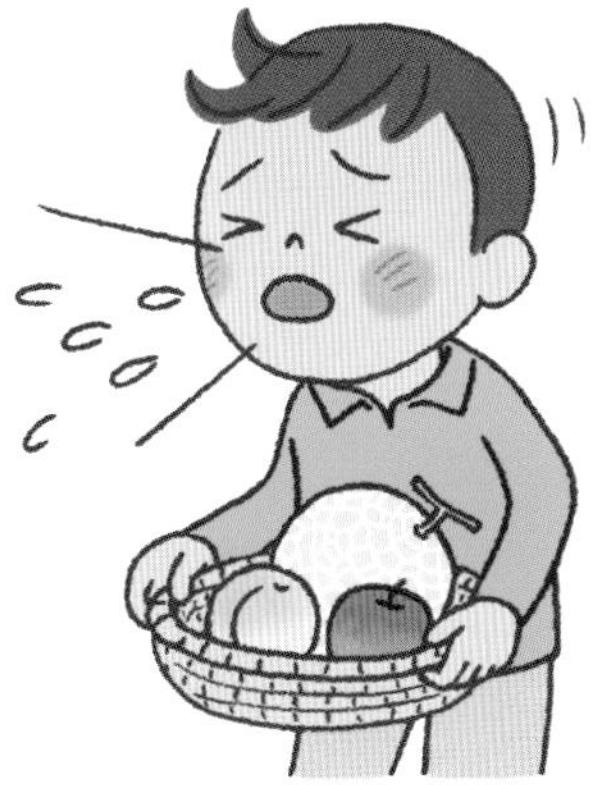

食物アレルギーコラム⑥

食物アレルギーによく間違えられやすいもの

次の3つは、食物アレルギーと間違えられやすいものです。どれも食べ物が関係した病気ですが、免疫のしくみは関係していないので食物アレルギーではありません。いずれも自己判断しないことが大切です。

乳糖《にゅうとう》不《ふ》耐症《たいしょう》

乳糖不耐症は、母乳や粉ミルク、牛乳などを飲んだときに、下痢などの消化不良の症状があらわれます。乳糖を分解する酵素（ラクターゼ）が少ないか、そのはたらきが弱いときに起こります。腸炎などの病気をしたあとに起こることもあります。気になったらお医者さんに相談しましょう。

ヒスタミン中毒

鮮度が落ちた魚を食べたあと、じんましんや発熱、嘔吐、頭痛などのアレルギーに似た症状があらわれることがあります。サバ、マグロ、カツオなどの魚に多く含まれる、ヒスタミンを多く摂取することで起こります。体質には関係なく、誰にでも起こる可能性があります。ヒスタミンは一度できてしまうと、調理で加熱しても減ることはありませんので注意しましょう。

食中毒

細菌、ウイルス、寄生虫、自然毒（植物性・動物性）、有害な化学物質などで汚染された食べ物をとることによって起こる中毒で、食物アレルギーに似た症状が出ることがあります。O-157(腸管出血性大腸菌)、サルモネラ、カンピロバクター、黄色ブドウ球菌などの細菌や、ノロウイルスなどが知られています。おもな症状は腹痛、下痢、嘔吐、発熱などで、原因によって症状はさまざまです。食中毒は夏季だけではなく１年を通して予防することが必要です。

食物アレルギーコラム⑦

スキンケアで肌のバリア機能をアップしよう

アレルゲンは口からだけでなく、皮フから入ることもあります。湿疹や肌あれがあると、「バリア機能」が低下し、そこから食べ物のアレルゲンが入ってくるのです。

バリア機能が低下しないようにするためには、まず湿疹を治すことからはじめましょう。

乳児期早期から充分な量の保湿剤を塗り、まめにスキンケアを行いましょう。

まず清潔にすることから

スキンケアは、まず肌を清潔にすることが大切です。

①せっけんをよく泡立てて、素手でやさしくていねいに洗います。指の間のくびれている部分も忘れずに。

②ていねいにすすぎます。せっけん成分が残ると肌を刺激するもとになるので、くびれやしわになっている部分もよく洗い流します。

③こすらず、押さえるように水分を取り除きます。拭き忘れがないようにしましょう。

毎日、しっとりするくらい保湿剤を塗る

1日2～3回、風呂あがりや着替えのときなどに、こまめに保湿剤を塗ります。顔、おなか、背中、手足など、全身がしっとりとするくらいが目安。首、耳、脇、手首、ひざの裏、足首など、くびれた部分はとくに忘れないようにします。

食べこぼしたら濡れたティッシュですぐに拭くこと

肌についた食べこぼしを乾いたティッシュなどでこすり取ると、刺激が強く肌があれてしまうので、濡れティッシュなどでやさしく拭きます。口のまわりが肌あれしやすい子どもは、食事の前後にワセリンなどを塗るとよいでしょう。

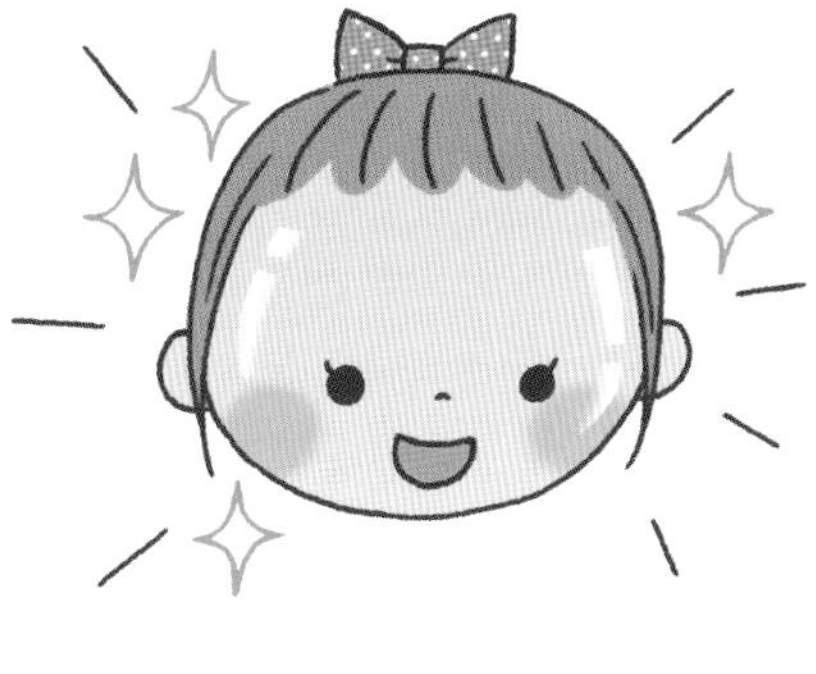

食物アレルギーコラム⑧

食物アレルギーの基本の診断手順を知っておこう

どの食べ物にアレルギー反応があり、除去が必要かどうかを判断するには、さまざまな検査が必要なことがあります。さらに判断をするお医者さんにも専門性が求められるため、できるだけ子どものアレルギーにくわしいお医者さんを探して、診察を受けるようにしてください。

受診する前にも家の中でしておく準備があります。

おうちの方は、お医者さんにアレルギー症状が出たときの様子をくわしく伝えるため、「いつ」「何を食べて」「どれくらいで反応が出たか」を細かくメモしておきましょう。

STEP 1
問診

問診はアレルギーの原因となった食べ物を診断するためにもっとも大切です。症状があらわれた半日前から食べた物やさわった食品などをあらかじめ記録しておき、お医者さんに正確に伝えられるようにしておきましょう。日ごろから「食物日誌」をつけ、食事やおやつで食べたものを記録しておくと、いざというときに役に立ちます。

STEP 2
検査「血液検査」「皮フテスト」

アレルゲンを特定するために行う検査が「血液検査」や「皮フテスト」です。IgE 抗体を調べます。

「皮フテスト」はアレルゲンのエキスを皮フに１滴のせて小さな傷をつけ、腫れが出るかどうかを見ます。血液検査や皮フテストの結果が陽性でも症状が起こるとは限らず、陽性となった食べ物がすべて食べられないわけではありません。

STEP 3
検査「食物経口負荷試験」

本当に除去が必要な食べ物が何なのかを正確に知るための検査です。アレルギーの原因と疑われる食べ物を実際にお医者さんの前で口にして、症状が出るかどうかを見ます。アナフィラキシーなどの重い症状が起こるリスクもあるので、専門の施設で慎重に行います。

問診　アレルギー症状が出たときの様子をくわしく説明してください

▼

検査　アレルギーの原因を調べる検査

IgE 抗体を証明するための検査

- 血液検査
- 皮フテスト

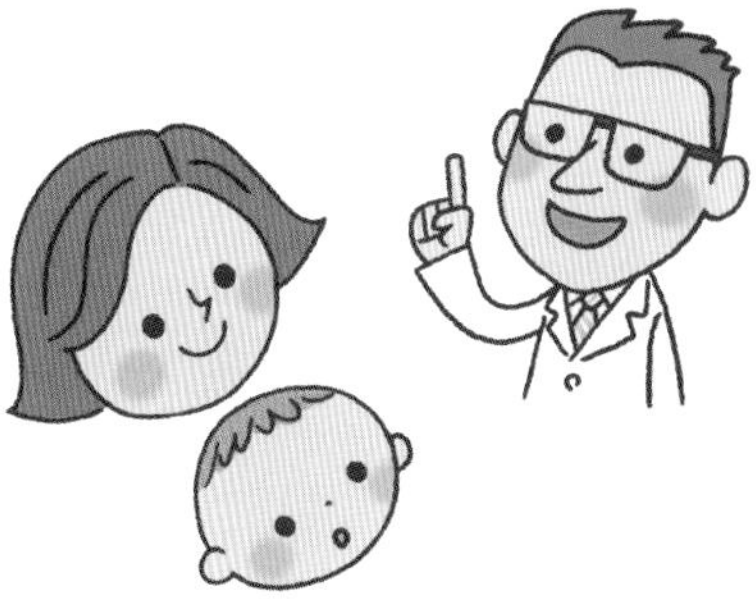

▼

血液検査

検査結果がわかるのは採血してから３～７日ほどです。
検査では、アレルギー反応が陽性または陰性という結果が出ます。

皮フテスト

即時型アレルギーを調べる「プリックテスト」
アレルゲン液を前腕屈側や背中の皮フに１滴落とし、皮フ表面に小さな傷をつけて反応を見ます。

▼

食物経口負荷試験

食物アレルギーのアレルゲンを確定するのに用いられます。専門知識が必要なので、かならず専門のお医者さんの指導にしたがってください。

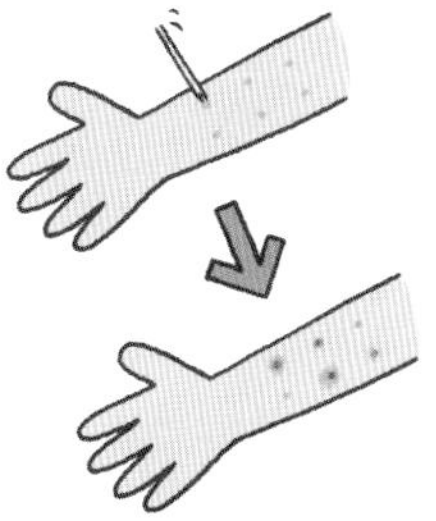

定期検査が大切です

食物アレルギーと診断されたら、最低でも１年に一度はアレルギー専門医を受診し、必要に応じて血液検査や食物経口負荷試験を受けましょう。

一度診断を受けたあとも、定期的に診断を見直すことで、不要な除去を最小限にすることができます。このように少しずつ食べられるものを増やすことが大切です。

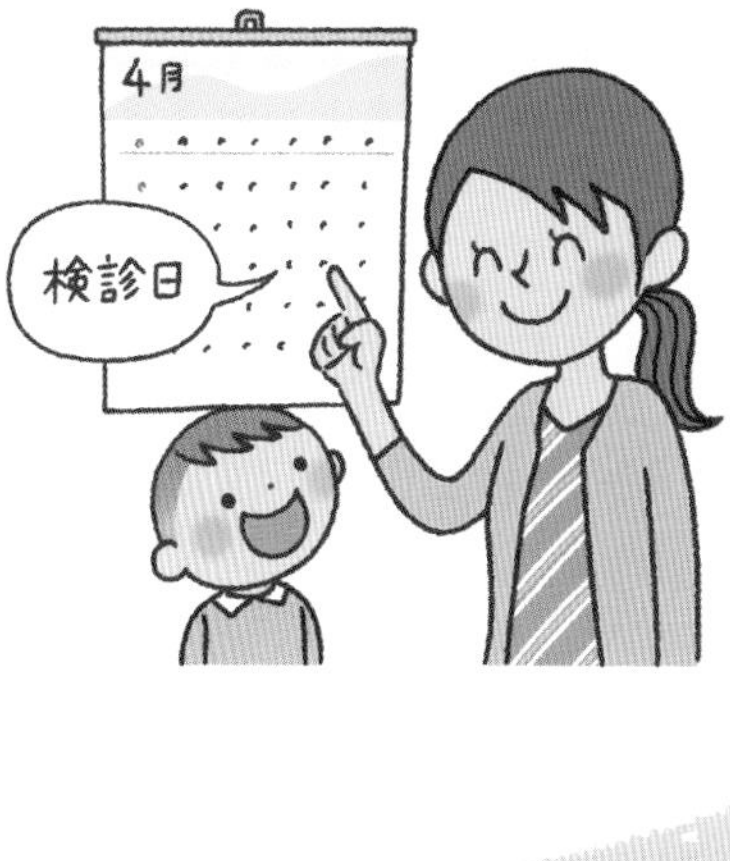

食物アレルギーコラム⑨

妊娠中に食べ物を制限すれば子どもの食物アレルギーは防げるの？

自己判断は禁物！妊娠中の食事制限

妊娠中のママから、よく聞かれるのは、こういう質問です。

「わたしが食べた物がおなかの赤ちゃんに届くということは、子どもが食物アレルギーにならないためには自分が食物制限をしたらいいんですか？」

いくつかの臨床研究の結果から、妊娠中のママが食物制限を行っても、生まれてくる子どもの食物アレルギーの予防にはつながらないと考えられています。

妊娠中は必要な栄養素をバランスよく食事でとることが大切です。食物制限を行うことで、ママと赤ちゃんの健康に悪影響が出ることもあります。また、食生活が偏ることで、ただでさえ神経を使う妊娠中に、ますますストレスを増やすことにもなります。定期検診の際にお医者さんにたずねてみるなど、自己判断はしないようにしましょう。

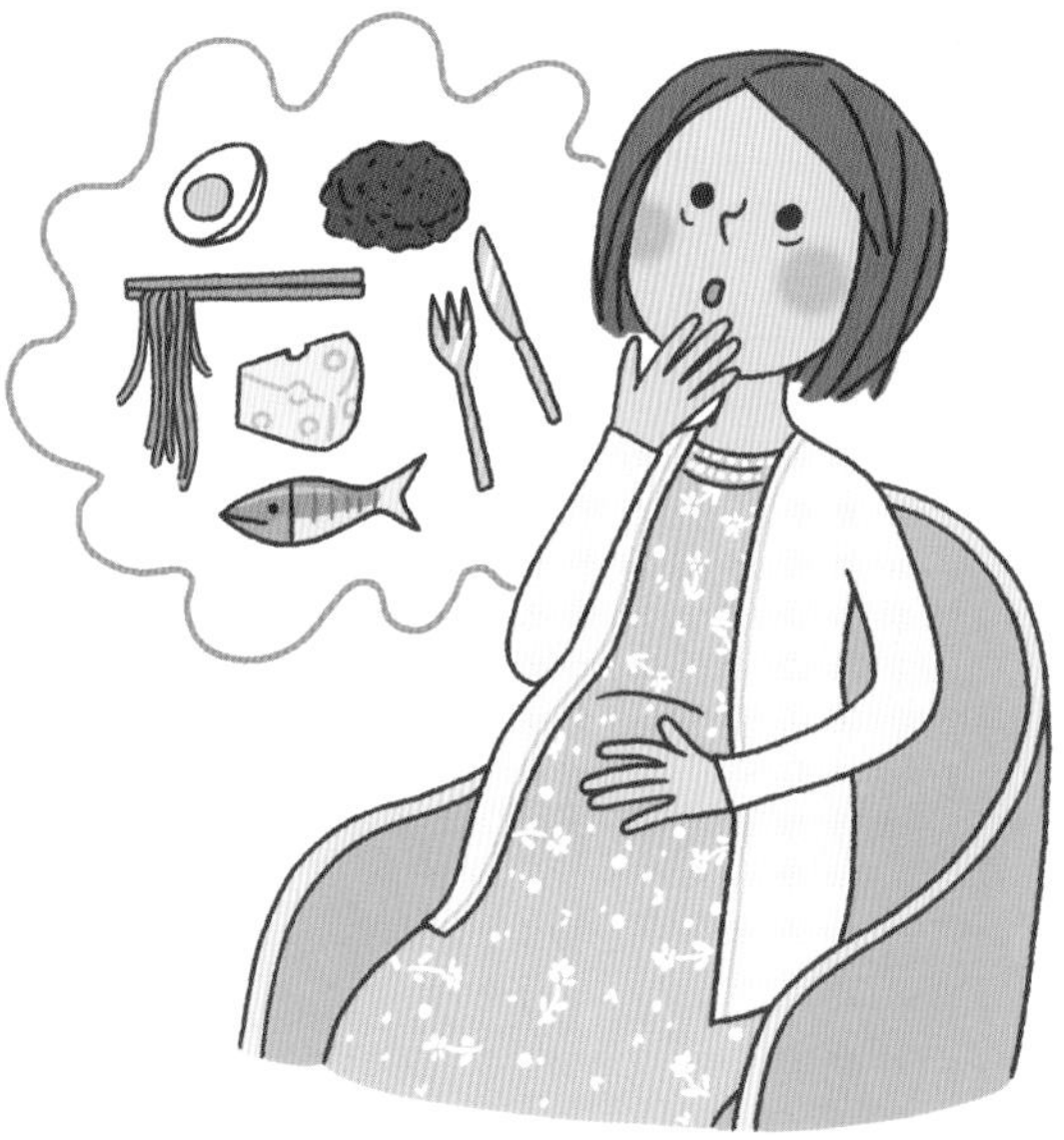

妊娠中のバランスのよい食事って？

「バランスのよい食事」とは、ズバリ定食のイメージです。具体的には左の組み合わせになります。

・主食（ごはん、パン、麺類）
・主菜（メインおかず。1～2品）
・副菜（小鉢。2品以上）
・汁物（みそ汁やスープ）

主食は米やパンなどの穀物、主菜は魚や肉、卵、豆腐などのタンパク質。副菜では野菜やきのこ、海藻類などをとるようにします。

米やパンなどの炭水化物は、脳や体のエネルギー源です。筋肉や内臓などを健康に保つため、タンパク質は重要な栄養素になります。そして、野菜やきのこ、海藻などには食物繊維、ビタミン、ミネラルが豊富に含まれています。

また、炭水化物やタンパク質と合わせてとりたいのが脂質です。

脂質は、肉の脂身やバターのほか、植物油、魚やアボカド、ナッツ類などにも含まれています。エネルギー源になるだけでなく、細胞膜をつくり、臓器や神経を健康に保つはたらきがあるので、良質なものを適量にとり入れたい栄養素です。

1日3回の食事で主食、主菜、副菜、汁物をそろえるのがむずかしいと感じる人もいるでしょう。そのときは、カレーやパスタであればサラダをつけてみる、ごはんと豚カツであればたっぷりのキャベツとワカメのスープを一緒に食べるようにしてみてください。1日を通してバランスよく食べればよいため、少しずつ工夫をこらしてみましょう。

バランスのよい食事
一汁三菜のごはん

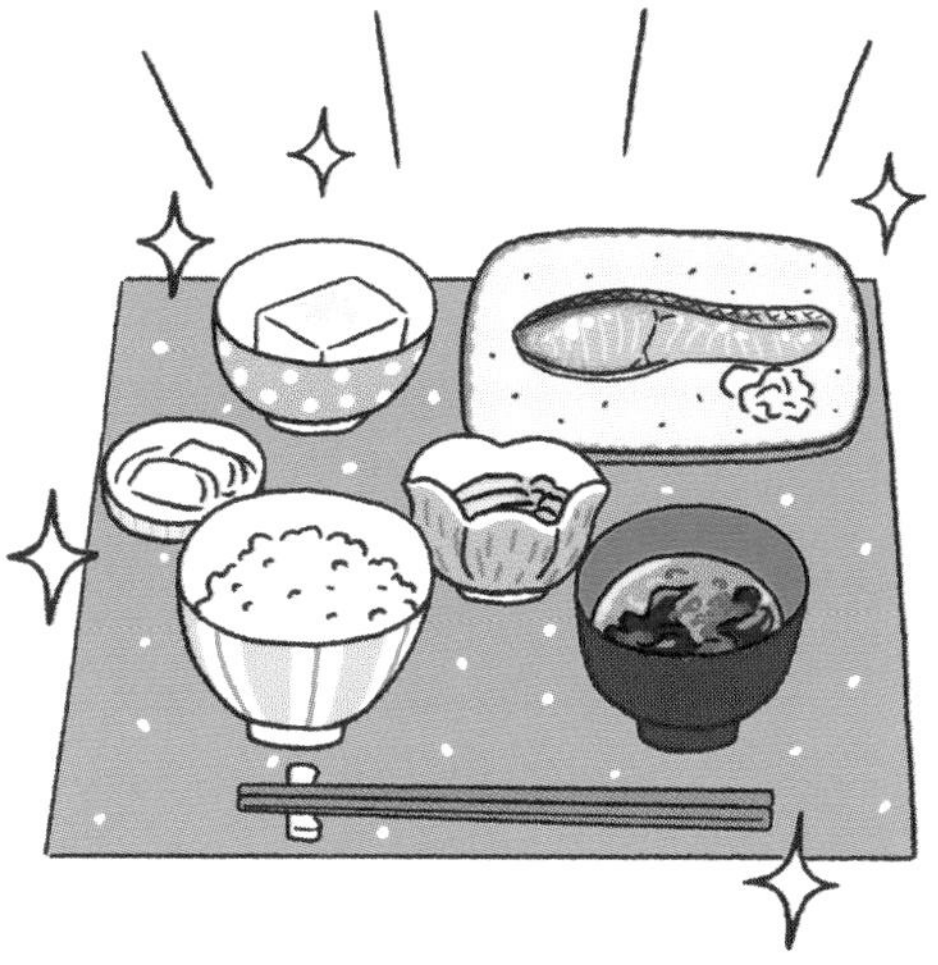

監修：管理栄養士・国際薬膳士　岡本正子

2 動物アレルギーを知っておこう

動物のフケ、だ液、おしっこやフンなどがアレルギーの原因に

アレルギーの原因になるおもな小動物は、イヌ、ネコ、モルモット、ウサギ、ハムスター、フェレット、小鳥など、毛のある動物です。そのほかに、遊びに行った先で出会ったウマ、ヒツジ、ウシ、ブタなどの大型の動物も原因になります。

動物アレルギーは、動物の毛が原因ではないかと思われがちですが、原因になるアレルゲンは、毛だけでなく、フケ、だ液、おしっこやフンにも含まれています。

そのアレルゲンはとても小さな物質で、動物の毛や羽根、羽毛にくっついて飛んだり、空気に混じって部屋のなかをふわふわと浮いたり、ホコリにくっついたりして家中に広がっていきます。それを、わたしたちが空気と一緒に吸い込んだり、付着したものにさわったりすると、動物アレルギーになることがあります。

こんな動物に要注意！

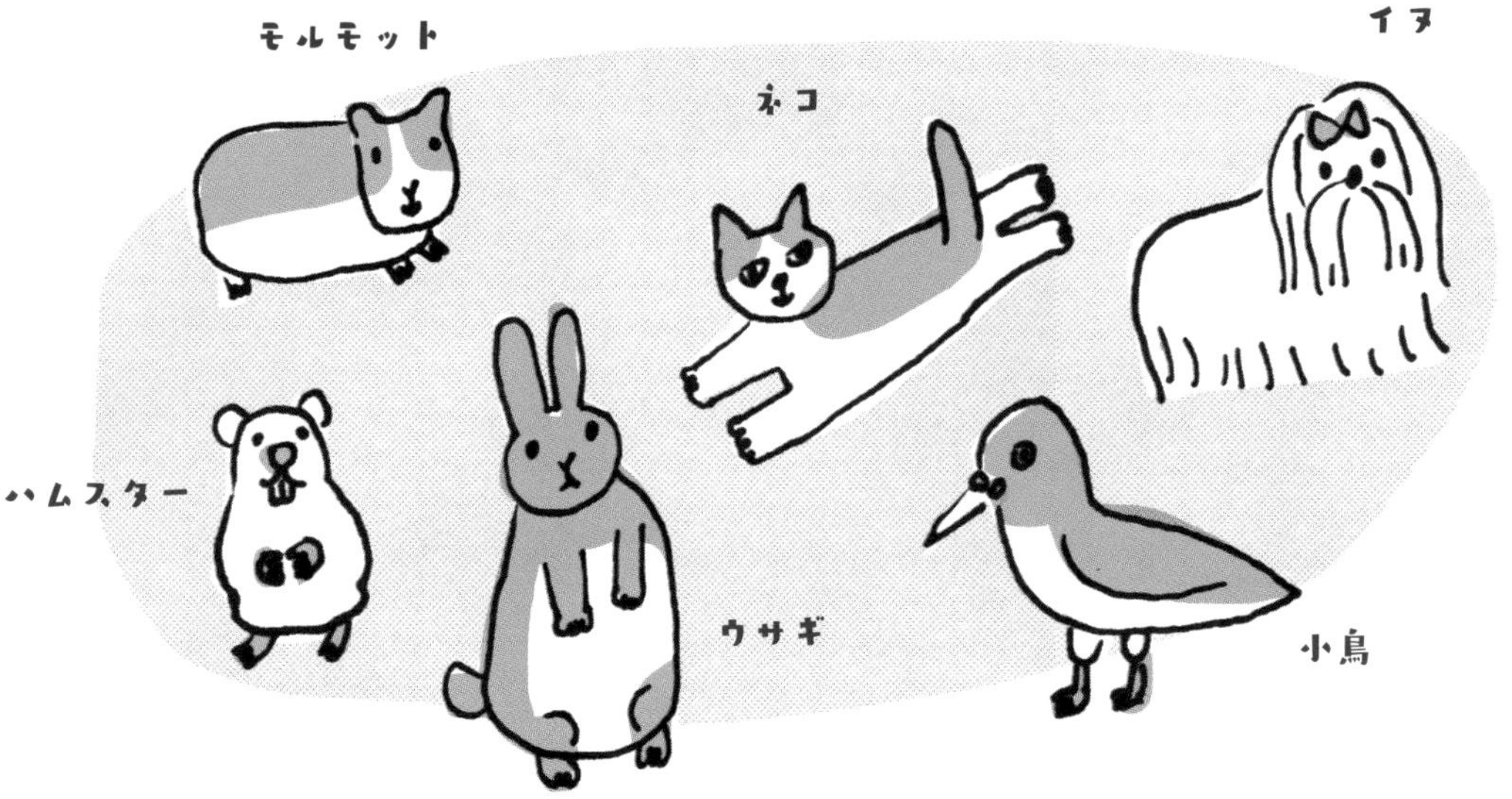

どんなアレルギー症状が出るの？

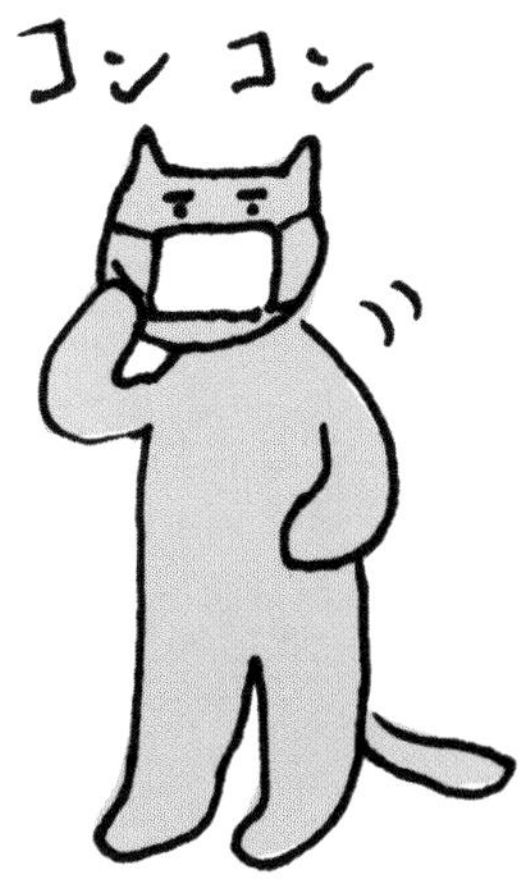

動物アレルゲンを吸い込むと、のどや鼻などの呼吸器系に症状が出やすくなります。**多く見られるのは、気管支ぜん息やアレルギー性鼻炎、アレルギー性結膜炎などです。**

そのほかにも、アレルゲンが皮フにくっつくと、湿疹や赤みなどのアレルギー症状が出ることもあります。

こんな症状になるよ！

アレルギー性鼻炎の症状	くしゃみ、鼻水、鼻づまり
アレルギー性結膜炎の症状	目のかゆみ、涙、充血
気管支ぜん息の症状	ゼーゼー、ヒューヒュー（ぜん鳴《めい》）、息苦しさ
じんましんの症状	皮フがポツポツと赤く腫れてかゆくなる
アトピー性皮フ炎の症状	かゆみのある湿疹が慢性的によくなったり悪くなったりする 皮フがカサカサしてむけるなど

Q 鳥アレルギーは羽毛やダウンコートでもなるの？

A 鳥が原因で、まれに「鳥関連過敏性肺炎」というアレルギー性の肺炎にかかることがあります。はくせいの鳥の羽毛や羽毛布団やダウンコートなどが原因になることも。症状があらわれたらアレルギー専門医に相談しましょう。

Q 赤ちゃんのときからペットを飼っていたらアレルギーにはならないのは本当？

A 医学的にその事実は報告されていません。何年も動物とふれあっているのに、急に動物アレルギーが発症することもありますし、そのときによって症状が変わることもあります。動物と長く一緒にいれば慣れてアレルギーにはならない、というものではありませんので、少しでもアレルギーと思われる症状が見られたら、ペットや動物とのかかわり方を見直しましょう。

動物アレルギー①

イヌ・ネコ

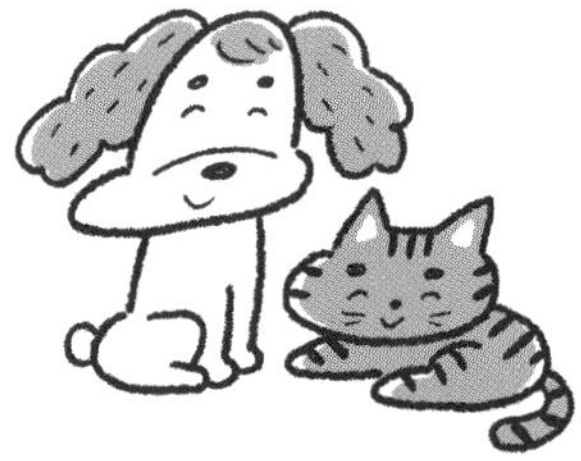

アレルギーを知る

イヌはフケや皮脂、体毛に。ネコはだ液にもアレルゲンが

イヌアレルギーのアレルゲンは、イヌの皮脂やフケ、だ液に多く含まれます。

一方、ネコアレルギーは、皮フに存在する皮脂腺（皮フをうるおす脂が出るところ）や、肛門腺（肛門のそばにあって臭いのある液体が出るところ）、だ液腺（だ液が出るところ）から出る成分にアレルゲンが含まれています。

ネコは、よく自分の手をなめたり毛づくろいをしたりしますが、そのときにアレルゲンを含むだ液が毛やフケに付着したり、カーペットやソファーの上などに落ちたりして、飼い主にうつって周囲に広がっていきます。

イヌがよくする、からだをぶるぶるっと振るしぐさでもアレルゲンは飛び散ります。

こんな症状になるよ！

- アレルギー性鼻炎
- 気管支ぜん息
- アトピー性皮フ炎　など

★アレルギーの原因が同じでも、体に症状があらわれる場所（皮フや粘膜、気管支など）によって症状の名前が異なります。

Q フサフサと毛足が長いイヌは、アレルゲンが多いの？

A イヌは、毛足が短くてもかならずアレルゲンをもっているので、毛足の長さはアレルゲンの有無と関係ありません。犬種によって、アレルギーになりにくいという話もありますが、科学的に証明はされていません。

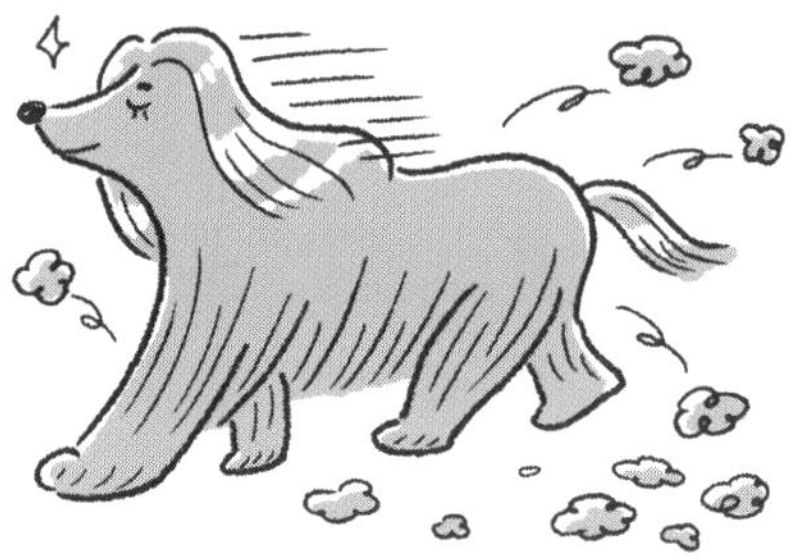

予防法を知る

掃除や飼育のルールづくりでアレルゲンの拡散をおさえよう

イヌアレルギーもネコアレルギーも、部屋でペットを飼う場合の基本の予防法は**アレルゲンが室内に広がるのをおさえることです**。

寝室にはイヌやネコを入れないなどのルールをつくったり、ホコリがたまりやすい部屋のすみやカーペット、カーテンや家具をこまめに掃除したりと、アレルゲンを減らす工夫をしましょう。

外出先では、かわいいからといって、むやみにイヌやネコをさわらないようにしてください。室内と室外の出入りを自由にして飼っているネコは、外から帰ってきたらできるだけシャンプーをしましょう。ネコアレルゲンだけでなく、ホコリや汚れなどを一緒にもち帰ってきますので、衛生的にも注意してください。

室内で飼う際の予防の基本

イヌやネコにふれたらその都度、手や顔を洗おう！

イヌやネコにふれたあとは、手や顔をよく洗いましょう。着ている服に毛がついたら、粘着テープなどで取り除いてから洗濯をしましょう。ネコがよろこぶ首やあごの下は、ネコの体のなかでもっともアレルゲンが多く潜むところなので要注意！

毎日のブラッシングで抜け毛対策を

イヌやネコの抜け落ちた毛は、私たちの気づかないうちに部屋着についたり、床に落ちたりします。抜け落ちる前にブラッシングをして取り除くことで、服への付着や床へ落ちるのを予防できます。ブラッシングは毎日するのがおすすめです。抜け毛が部屋着についたらていねいに取り、床もていねいに掃除しましょう。

ペットもシャンプーを適度にして皮フや毛を清潔に

シャンプーで体を洗ってあげると、毛に付着したアレルゲンやフケを減らすことができます。ただ、イヌもネコもシャンプーの回数が多過ぎると皮フ炎を起こすことがあるので、洗いすぎには注意しましょう。また、ネコは水に濡れるのを嫌うことが多いので、ストレスにならないようにシャンプーをしてください。

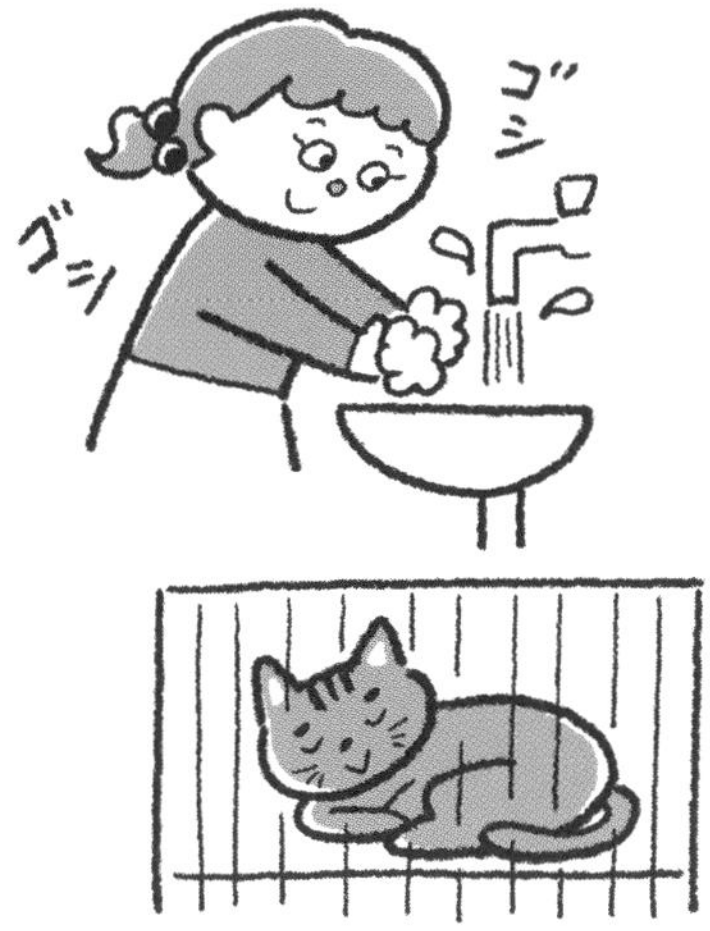

Q 自宅で小型犬を飼っていて、とくにアレルギーは出ていませんでした。ところがペットショップへ行ったら、突然、くしゃみが止まらなくなり目のまわりに湿疹が出ました。体調のせい？

A ペットショップにはたくさんの動物がいるので、その分アレルゲンは大量に浮遊しています。また、自宅ほど細部まで掃除がされていない可能性も高いので、できればペットショップには入らないようにしましょう。小動物とのふれあいコーナーもおすすめしません。

動物アレルギー②

ウサギ・ハムスター

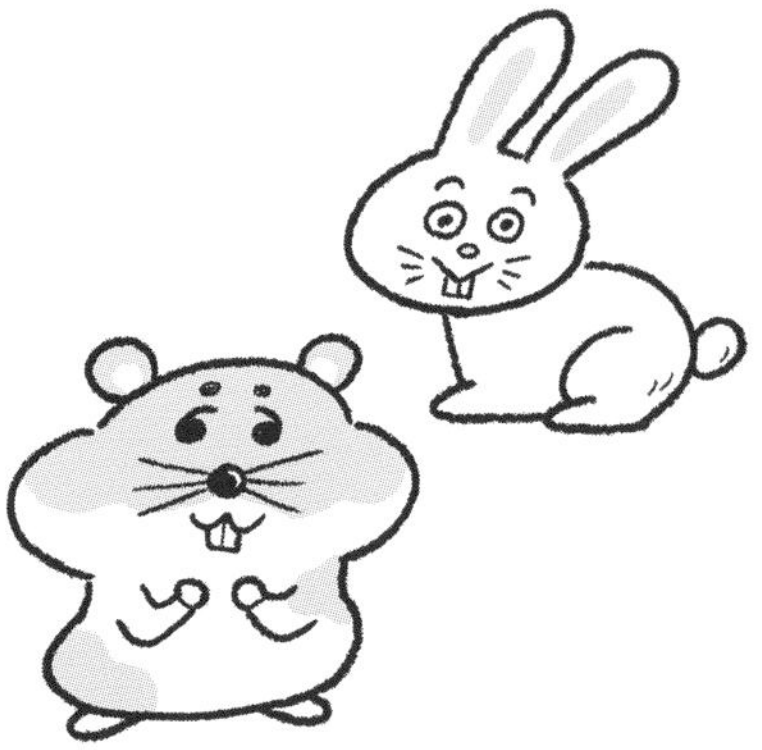

アレルギーを知る

からだは小さいけれど 症状は軽いものだけじゃない

おだやかで愛らしいウサギはペットとして飼いやすく、子どももよろこんでお世話をできそうですよね。でも、なでたり抱いたりしているうちに、アレルゲンを吸い込んでしまうことがあります。

ハムスターは、ネズミやウサギなどのげっ歯類の仲間のかわいい小動物。飼いやすさもあってはじめてのペットとして人気も高いのですが、鋭い歯に咬まれるとアナフィラキシーショックが起きることもあるので注意が必要です。

どちらの動物もアレルゲンになるのは体毛やだ液、フケ、おしっこなど。アレルギー症状は、イヌアレルギーやネコアレルギーともよく似ていて、くしゃみや鼻水など軽い症状から、気管支ぜん息などの症状まであります。とくに、花粉症やアトピー性皮フ炎、食物アレルギーなどがある人は用心しましょう。

こんな症状になるよ！

- くしゃみ　・鼻水
- 目のかゆみ
- 目のまわりが赤く腫れる
- アレルギー性鼻炎やアレルギー性結膜炎と同じ症状
- じんましん
- 気管支ぜん息　など重症度の高い病気になることも

Q 甘咬み程度なら、アレルギー症状は出ませんか？

A ウサギやハムスターなどの小動物にアレルギーがある人なら、甘咬みでも症状が出る可能性もあります。気をつけなければいけないのは咬む強度ではなく、だ液やフケ、おしっこ、毛などのアレルゲンです。軽くても咬まれて皮フが傷つき、そこからアレルゲンが体内に入れば症状が出る可能性があります。

予防法を知る

咬まれないこと。掃除と換気を心がけよう

なるべく近づかないことが予防策になりますが、とくに気をつけたいのが**咬まれないようにすることです。**一緒に遊んでいると興奮して咬まれることが多い動物なので注意してください。

ウサギは、こまめに爪も切ってください。爪は放っておくとすぐに伸びてきて、そこにアレルゲンの毛やフケが入り込むこともあります。

ウサギやハムスターを飼いはじめてからくしゃみや鼻水が出たり、寝ているときに呼吸が苦しくなったりしたら、空気清浄機などを活用して部屋からアレルゲンを減らしましょう。とにかく掃除と換気が必須でしょう。

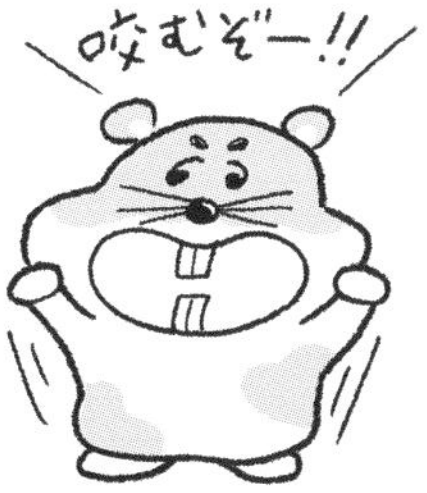

こんなことにも注意！

咬まれないようにぜったい注意

ハムスターアレルギーの人がハムスターに咬まれ、アナフィラキシーになったという例があります。ハムスターはびっくりしたりストレスが続いたりすると咬みつくことがあるので、扱いにも注意してください。

毛などの浮遊を防ぐふたつきのケージで

ハムスターを飼うときは、アレルゲンの浮遊・飛散をおさえるために水槽型のケージを利用するのがおすすめです。ケージの上部は、エアコン用のフィルターなどで覆うとよいでしょう。

ウサギの抜け毛対策

ウサギの毛はとても細くて軽く、たくさん抜けてフケも出ます。ブラッシングをするときは、そのまま捨てられる敷物の上で行うのがおすすめ。ブラッシング後は細かい毛が残らないようにしっかりと手を洗いましょう。とくに毛が抜ける季節にはご用心ください！

Q 検査では動物アレルギーは強くないようですが、ウサギのケージに近づくとくしゃみや鼻水がとまらなくなります。

A もしかしたら、ウサギに反応しているのではなく、えさの牧草（チモシーなど）によるアレルギーかもしれません。チモシーはイネ科の植物でウサギアレルギーと同じような症状が出ます。えさを変えてみて症状が治れば、イネ科のアレルギーの可能性も考えられると思います。

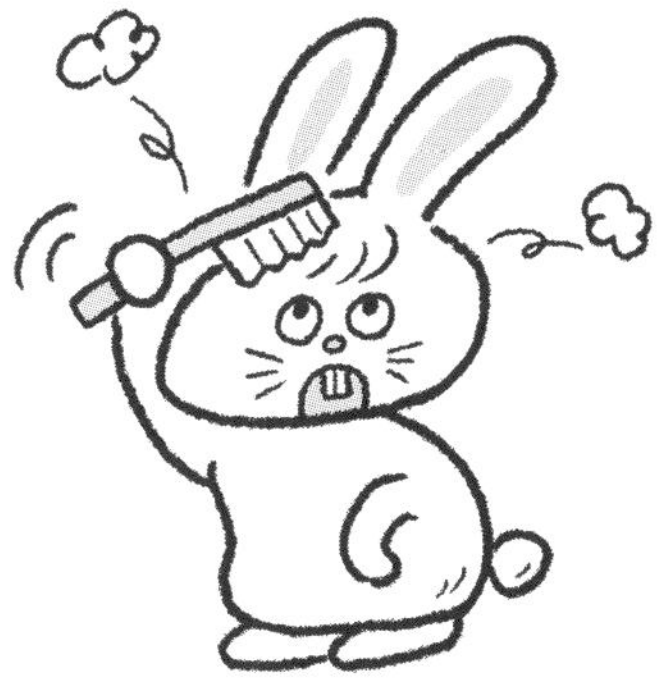

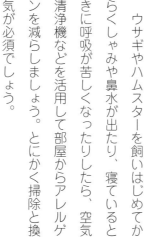

動物アレルギーコラム

動物アレルギーの人が上手にペットを飼うには

「動物アレルギーの検査を受けずにペットを飼ったら、じつはアレルギーだった」「ペットを飼ってから数年後に、アレルギー症状が出るようになった」など、症状の出かたは人それぞれです。アレルギー素因のある人で、ペットを飼いたい人は、まず医療機関を受診して相談することをおすすめします。

ペットを飼う前に考えよう

留意点1 ペットの居場所と生活空間を分ける

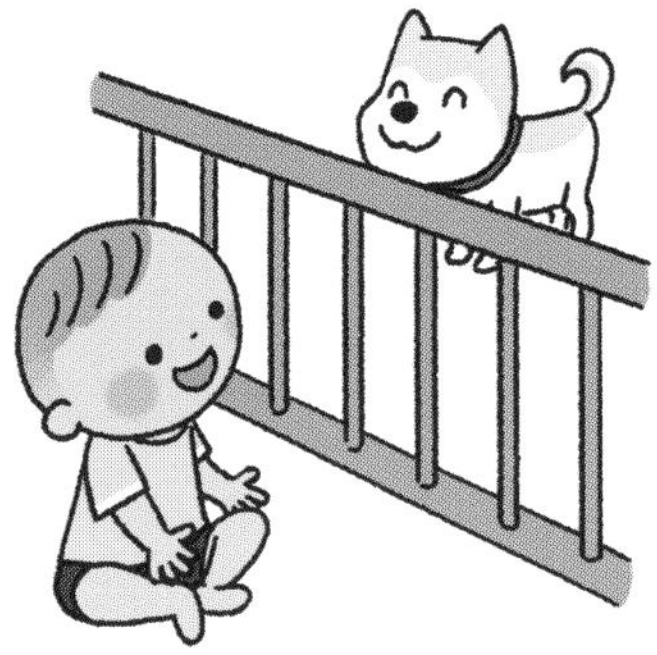

原因となる動物にさわったり近づいたりしなければ安全というわけではありません。ペットが室内を歩くと、体についたフケが落ちて空気と一緒に浮遊したり、体毛やだ液が家具についたりして部屋中にアレルゲンが広がります。
とくに、赤ちゃんや小さな子どものいる家庭では、ペットを飼うと決まったらケージやかごなどでペットの居場所をつくり、自分たちの生活スペースとしっかり分けてください。

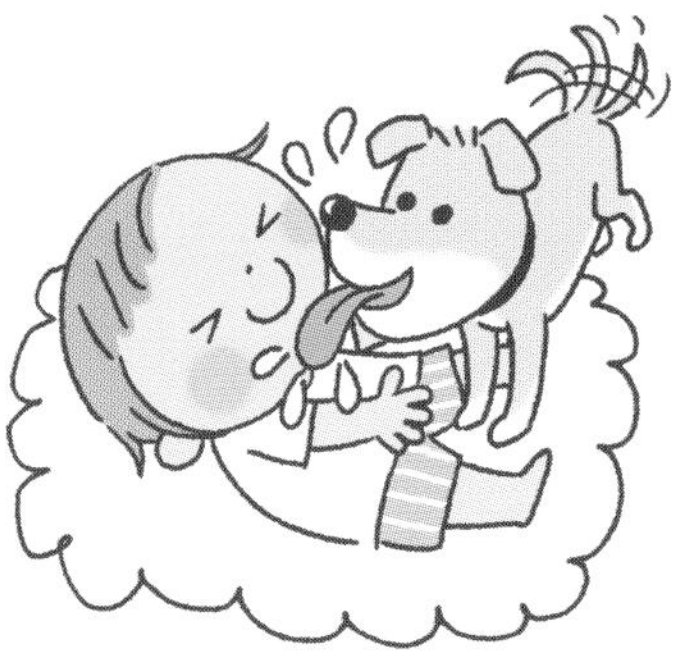

留意点2 ペットをしっかりしつけよう

動物は自分の気持ちをおさえることができないので、興奮をすると、赤ちゃんや小さな子どもにいきなり抱きついたり、甘咬みしたり、ひっかいたり、むやみになめることがあります。それを避けるためにもしっかりしつけをして、ペットとうまくコミュニケーションをとりましょう。

ペットを飼うときに気をつけよう

対策の基本1 ペットの居場所はカーペットよりフローリングを選ぼう

動物アレルゲンはカーペットのような繊維質の敷物に付着しやすいので、ペットの居場所やペットと遊ぶ部屋はフローリングが適しています。また、イスやソファーのシートも布製ではなくビニールや革などホコリがたまりにくい素材を選ぶとよいでしょう。

対策の基本2 手袋、マスクを装着してペットの居場所を掃除する

ペットのケージやトイレなどを掃除をするときは“アレルゲンに直接ふれない・吸い込まない”ことに気をつけながら、手袋やマスク、エプロンを身につけましょう。また、肌や洋服にアレルゲンが付着しないようにしましょう。ペットまわりの掃除は毎日行うので、手袋やマスクは使い捨てタイプを使うのがおすすめです。

対策の基本3 部屋に掃除機をかける前に拭き掃除を

ペットを飼っているなら、掃除機は毎日かけるのが基本です。ただ、いきなり掃除機をかけると、排気でホコリが空気中に舞い上がってしまうので、ホコリがたまりやすい部屋や廊下のすみから拭き掃除をしてホコリの数を減らしましょう。また、ぞうきんを往復させるとアレルゲンのついたホコリを拡散させてしまうので、一方向に動かして拭き取ります。

対策の基本4 トイレはもちろんケージのまわりも清潔にしておく

動物のアレルゲンはペットのおしっこやフンに含まれることがあるので、トイレの砂や木くずなどは毎日取り替えて、清潔にしておきましょう。また、食べカス、抜け毛などがたまると不衛生なのでケージの内部も掃除してください。とくにハムスターなどの小動物は、ケージのまわりも毎日掃除機をかけましょう。

対策の基本5 シーツや枕カバーはこまめに取り替えて

寝具にペットの体毛などがついていると、寝ている間にアレルゲンを吸い込んでしまいます。毎日体にふれるシーツや枕カバーなどの寝具はこまめに取り替えましょう。動物アレルギーの人の寝室には、できるだけペットを入れないように、工夫するのも対策のひとつです。

対策の基本6 アレルゲンが付着しやすい洋服やアクセサリーも清潔に

セーターやニットは繊維の間にアレルゲンやホコリが付着しやすいので、ペットとふれあうときに着るのは避けましょう。毛皮やファー、帽子、バッグなど洗うことがむずかしい素材の場合は、ブラッシングをしたり乾いた布で拭いたりするとアレルゲンを取り除くことができます。小さな子どもが動物とふれあうときは、エプロンや手袋をつけるのもよいでしょう。

3 花粉やダニ・ハウスダストアレルギーを知っておこう

目に見えないほど小さいけれど、花粉やダニ・ハウスダストは、わたしたちの体のアレルギーの原因になります。とくに花粉症は近年、花粉飛散状況が全国でニュースになるほど、患者さんが増え続けています。発症年齢も子どもから高齢者までと幅がとても広く、どの年代でも「今年はじめて花粉症になった」という声を聞きますよね。

花粉症の原因はスギ花粉だけではありません。日本では※約50種類以上の植物が花粉症の原因として知られていて、スギ花粉アレルギーと同じような症状があらわれます。飛散する花粉の種類や量、時期は地域によって違うので、環境省や各地域の医師会のホームページで地域の花粉情報を調べてみてください。

また、花粉症とともによく知られているのがダニ・ハウスダスト（ホコリ）アレルギーです。

ホコリや繊維のくず、小さなゴミの中に含まれる、ダニのフンや死がい、動物のフケなどのアレルゲンが空気中に舞い、それらを吸い込んでしまうことで発症します。

ダニ・ハウスダストには季節性はありませんので、アレルギー症状は一年中です。花粉症と似た症状に加えて、気管支ぜん息を発症することもあります。

Q 花粉症とアレルギー性鼻炎はどう違うの？

A 花粉症は、アレルギー性鼻炎の原因のうちのひとつです。花粉症は、アレルゲンをもつ植物の花粉が一定時期に飛散するので、季節性のあるアレルギー性鼻炎。かたや一年を通して症状が出るハウスダストアレルギーは、通年性のアレルギー性鼻炎です。

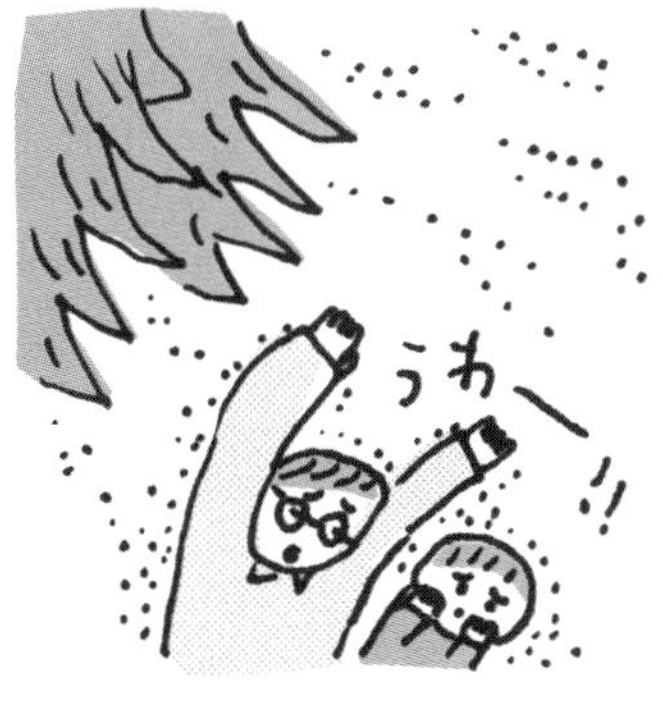

※環境省「花粉症環境保全マニュアル2019」（2019年12月改訂版）より

花粉アレルギーと ダニ・ハウスダストアレルギーの おもな症状

【鼻の症状】
- くしゃみが立て続けに出る
- 透明でサラサラとした鼻水が出る
- 鼻がつまる

【目の症状】
- 目のかゆみ
- 目のまわりが赤くなる

【のどなどの症状】
- せきが出る
- ゼーゼーとぜん鳴《めい》が起きる

【皮フの症状】
- 赤くなる
- 発疹が出る
- かゆくなる

【全身の症状】
- 微熱
- だるさ（倦怠感）

※かぜでは１～２週間で症状が軽くなりますが、花粉症やハウスダストアレルギーの場合は長く症状が続きます。

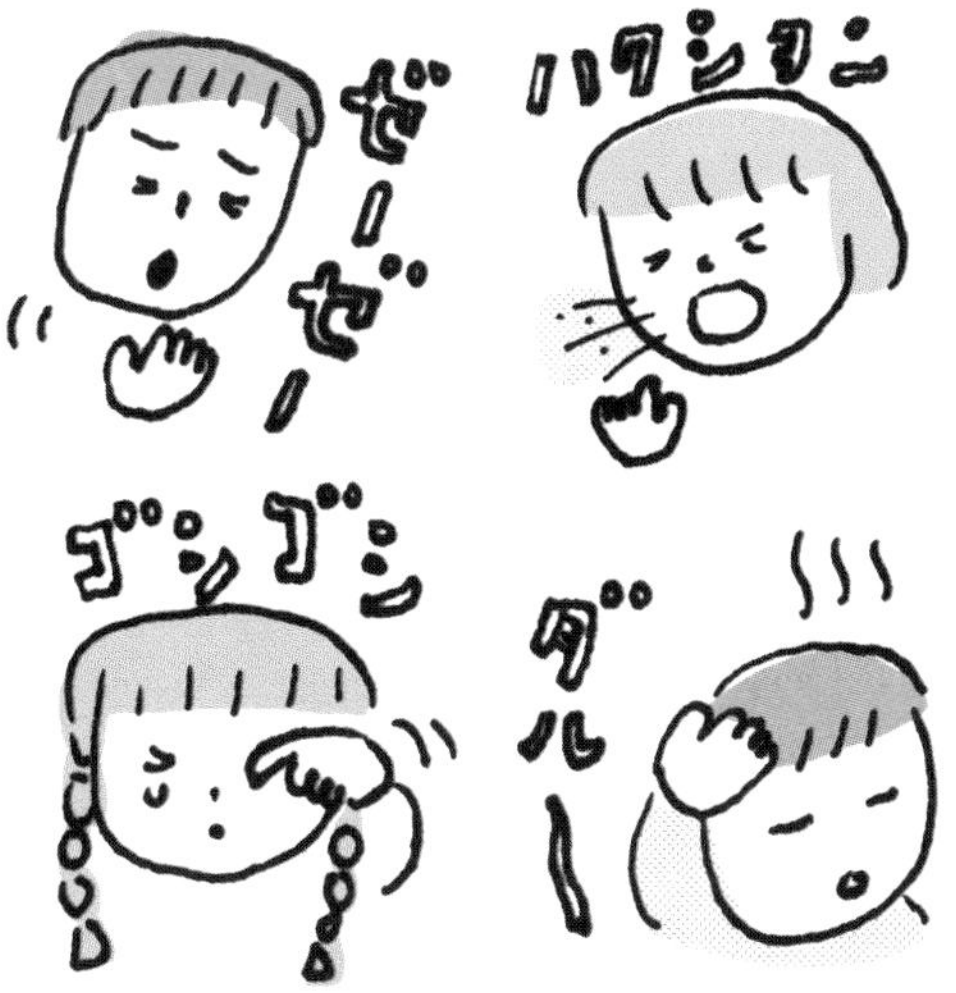

花粉症、ダニ・ハウスダストアレルギー？ と思ったら

どんな症状か どんな様子かを見よう

症状があらわれたら、子どもの状態をよく見ておきましょう。子どもはとくに、さまざまな症状が見られますので、一番つらそうにしているのはどこか、それがどういう状態かをお医者さんに正確に伝えられるようにしてください。それによって、治療法も処方される薬も変わることがあります。

医師に 診てもらおう

アレルギー性鼻炎など、症状が強いと日常生活へのストレスが増えて、さらに症状が悪化する悪循環になりがちです。症状があらわれたら、耳鼻咽喉科や小児科、内科などにかかりましょう。

赤ちゃんや幼児期の子どもは、花粉症やハウスダスト以外のアレルギーも考えられますので、自己判断をせずにかならず病院に行くようにしてください。

医師の指示に従って 薬を服用しよう

アレルギー症状を悪化させないために、薬はお医者さんの指示どおりにきちんと服用しましょう。いくつか種類がありますから、何をどのくらい飲んで、つけるのか。きちんと量と期間を確認して、正しく服用するようにしてください。

花粉、ダニ・ハウスダストアレルギー①

スギ・ヒノキ

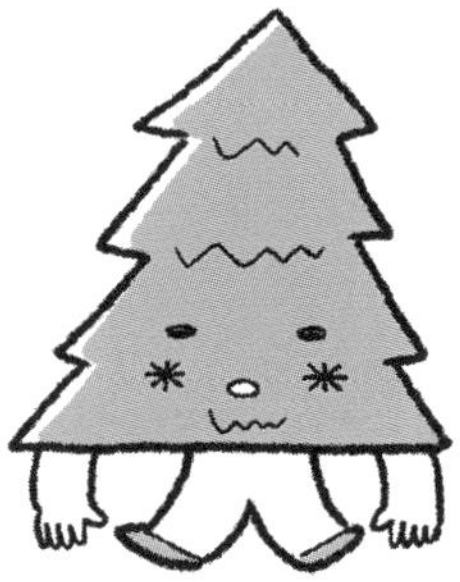

アレルギーを知る

近年、スギやヒノキの花粉症は低年齢化も進み患者数が増えている

全国の花粉症の患者さんのなかでもっとも多く見られるのは、スギとヒノキの花粉症で、毎年、2~5月くらいに花粉の飛散がはじまると同時にアレルギー症状があらわれます。

花粉症の症状は、くしゃみ、鼻水、鼻づまり、ときに微熱など、感冒《かんぼう》（かぜ）の症状とよく似ているので、かかりはじめは、感冒（かぜ）と間違える人が多いのも特徴ですね。

数年前までは、花粉のアレルギーといえば、小学生くらいからの発症が見られましたが、最近では、就学前からスギやヒノキの花粉症になることもめずらしくありません。とくに、スギ花粉は飛散する量は年々増えているので、子どもたちのスギ花粉アレルギーも同じように増えています。

こんな症状になるよ！

- くしゃみ、鼻水、鼻づまり
- 目のかゆみ、涙が出る、目が充血する
- 皮フの赤み（目のまわり、顔、腕など）
- 頭痛、微熱、だるさ、集中力がない

など

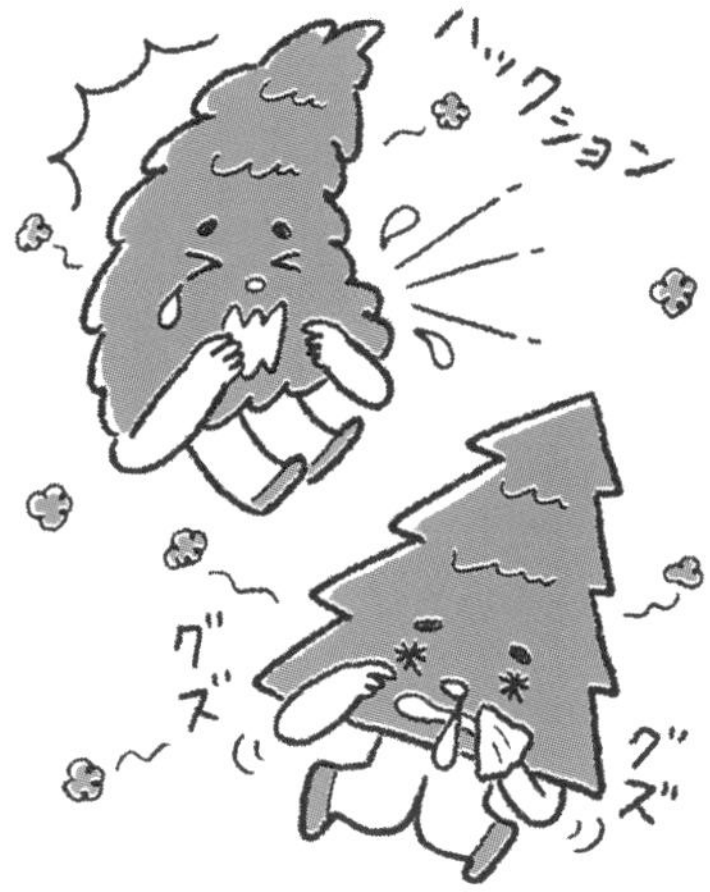

予防法を知る

目と鼻のケアを中心に花粉が部屋や体につかない工夫も

花粉症予防の基本は、目や鼻、のど、皮フなど、できるだけ体に花粉がつかないようにすることです。

アレルギー症状がつらいとき、花粉が大量に飛ぶ春から初夏にかけては、必要のない外出は避けましょう。スギやヒノキの木が茂る山や公園などにも近寄らないようにしたいです。

外遊びから帰ってきたら、家に入る前に花粉を体から振り落として、手洗いうがいと一緒に、目や顔、鼻も洗いましょう。部屋は毎日掃除し、洗濯物も外に干さないように心がけましょう。

今井先生ワンポイント！

花粉を持ち込まない7カ条

(1)飛散の多い日は外出を控える
(2)飛散の多い日は窓や戸を閉める
(3)外出時はメガネやマスクを着用
(4)花粉がつきやすい衣類は避ける
(5)帰宅時に髪や衣類の花粉を払う
(6)帰宅後にうがい・鼻かみをする
(7)室内に入った花粉をまめに掃除

これらを意識をして行い、花粉症対策をしましょう。

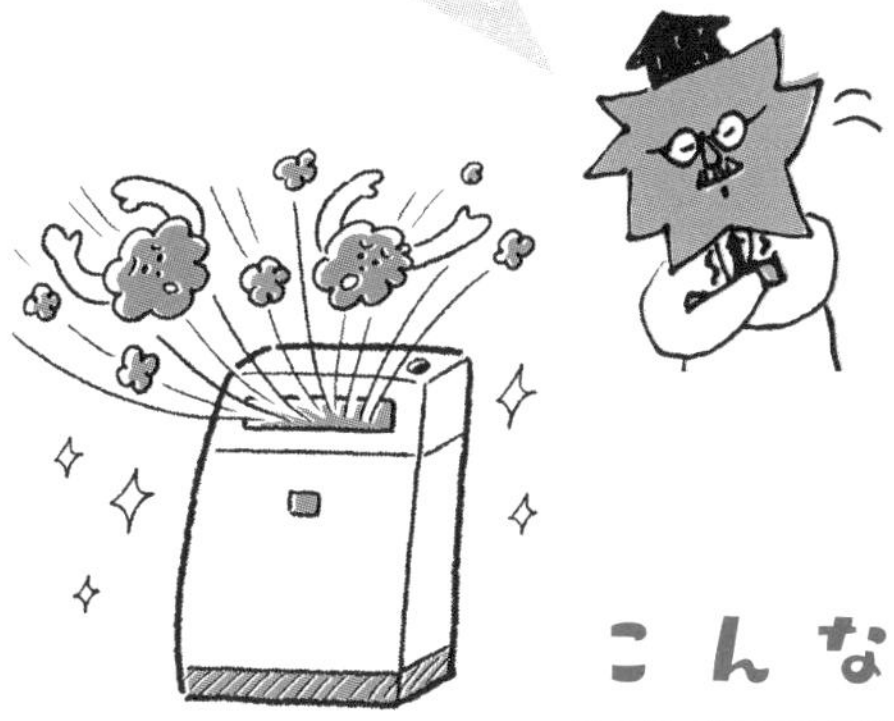

こんな風に症状をやわらげよう

目のかゆみには冷たいタオルでかゆみをやわらげる

目がかゆくて強くこすってしまうと、かえって症状を悪化させてしまうこともあります。かゆいときは、できるだけさわらないほうがよいので、両目をとじて水で濡らしたタオルなどでまぶたを冷やすと、かゆみがやわらぐことがあります。

鼻の粘膜を傷つけないように保湿ティッシュやワセリンで保湿

鼻を1日に何度もかむと、鼻の皮フがあれて赤くなったり、粘膜が傷ついて腫れたりします。白色ワセリンなどを塗って皮フを保湿し、鼻をかむときには保湿ティッシュペーパーを使うとよいでしょう。鼻の粘膜に炎症があるときはマスクで保護！

苦しい鼻づまりは鼻を温めて鼻水を出して

小さな子どもが鼻づまりになると呼吸が苦しくなって寝つけないこともあります。そんなときは、鼻を温めて鼻水を出してあげましょう。お風呂に入ったり、ホットタオル（熱すぎないように）を鼻にあてたりするとラクになります。

「舌下《ぜっか》免疫《めんえき》療法《りょうほう》（アレルゲン免疫療法）」ってなあに？

スギ花粉から抽出されたアレルゲンを少しずつ体内に取り入れて、体に慣れさせる治療法があります。痛みがなく、自宅でも行うことができます。これまでに、7～8割の患者さんで症状が軽くなり、2～3割の患者さんで花粉症の薬などが不要になるなどの効果が出ています。12歳未満の子どもにも適用可能になっていますが、薬のルールなどを守らなければならないので、かならず専門医に相談してください。

花粉、ダニ・ハウスダストアレルギー②

シラカンバ・ハンノキ

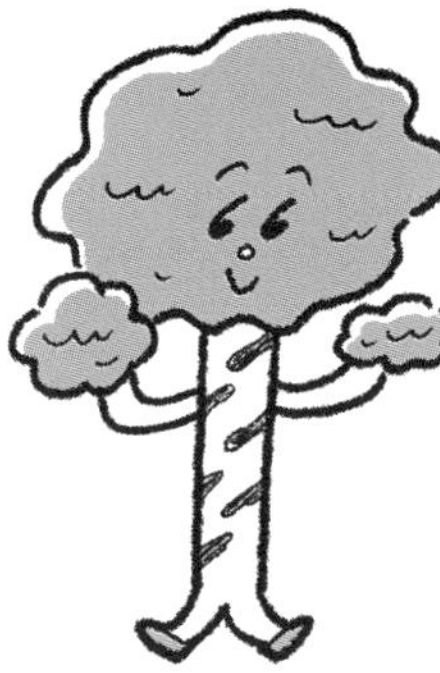

アレルギーを知る

シラカンバ花粉症の人は花粉-食物アレルギー症候群にも注意

カバノキ科のシラカンバ（別名シラカバ）の花粉の飛散時期は4月中旬～6月初旬頃です。ハンノキ花粉の飛散時期は、スギやヒノキと重なる地域が多いので、事前に確認しておくとよいでしょう。

とくに北海道では、スギ花粉症よりもシラカンバ花粉症のほうがポピュラーなので、患者さんも多く見られます。

カバノキ科のハンノキ、シラカンバ、オオバヤシャブシなどの花粉症の人に気をつけてほしいのは、花粉-食物アレルギー症候群です（↓58ページ）。どんな野菜や果物に反応するのかを知っておきましょう。

こんな症状になるよ！

- 鼻水、くしゃみ
- 目のかゆみ

など

★花粉-食物アレルギー症候群では、生の果物や野菜を食べると口の中がかゆくなったり、腫れたりします。

予防法を知る

遊びに行く先にカバノキ科の樹木が生えていないかを確認

シラカンバ（シラカバ）は知っていても、ハンノキはあまり耳にしないという方が多いでしょう。じつは、北海道から沖縄まで、広い範囲の山野で見ることができます。

自生地に行くと、急にアレルギー症状が出ることもあるので、シラカンバとハンノキ、オオバヤシャブシなどカバノキ科の花粉に反応する人は遊びに行く前に確認しましょう。

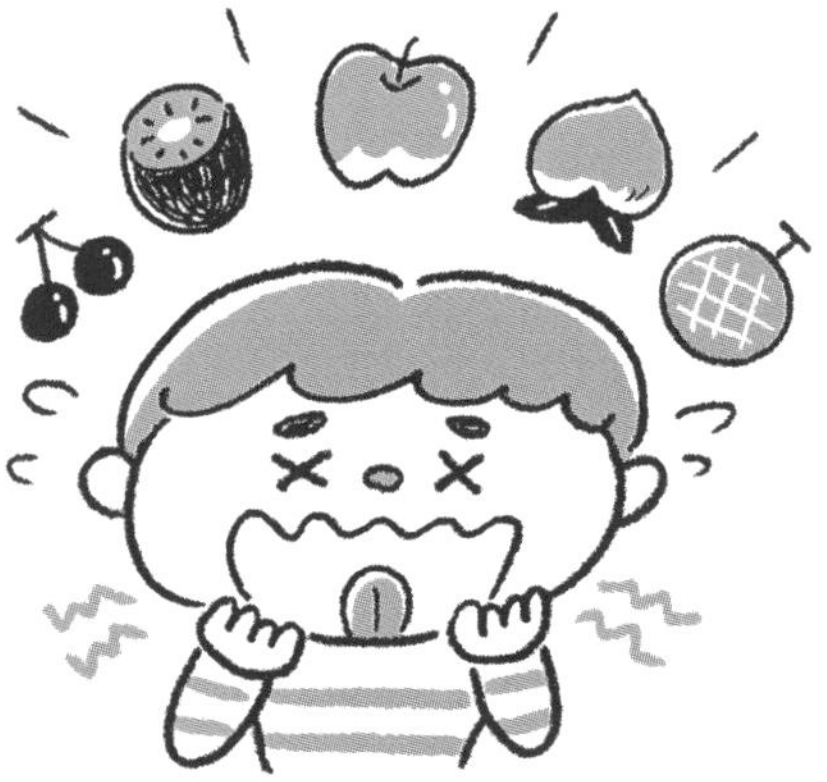

Q 花粉-食物アレルギー症候群を起こしやすい果物や野菜って？

A リンゴ、キウイフルーツ、モモ、サクランボ、メロン、スイカなどが原因になりやすいです。豆乳なども含みます。

花粉、ダニ・ハウスダストアレルギー③

イネ科

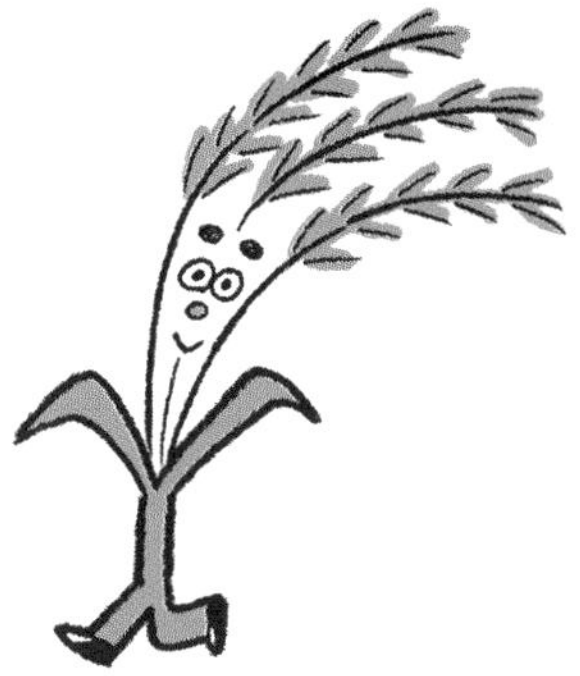

アレルギーを知る

スギ花粉の飛散時期が過ぎた5～7月にかけて注意

イネ科の多くは5～7月にかけて開花します。イネ科植物の背丈は1メートルくらいで、花粉が飛ぶ距離は数十メートルートルから100メートルくらいの範囲といわれています。

スギやヒノキの花粉の飛散時期を過ぎても花粉症の症状が出る人は、イネ科の植物による花粉症の可能性があるので、お医者さんに相談してみましょう。

カモガヤやホソムギなどのイネ科の草は、もともと牧草として輸入されたものですが、最近では雑草として河川敷や公園、道端などにもたくさん生育しています。

こんな症状になるよ！

- 鼻水、くしゃみ
- 目のかゆみ
- 皮フのかゆみ

など

★花粉-食物アレルギー症候群（→46・58ページ）では、生の果物や野菜を食べると口の中がかゆくなったり、腫れたりします。

予防法を知る

イネ科の植物の生育場所を避ける

イネ科の草が生えている場所に近づかないだけである程度の花粉を避けることができます。イネ科の植物が開花する5～7月にかけてはマスクやメガネを装着するなど、花粉の飛散時期に合わせて目や鼻を守りましょう。

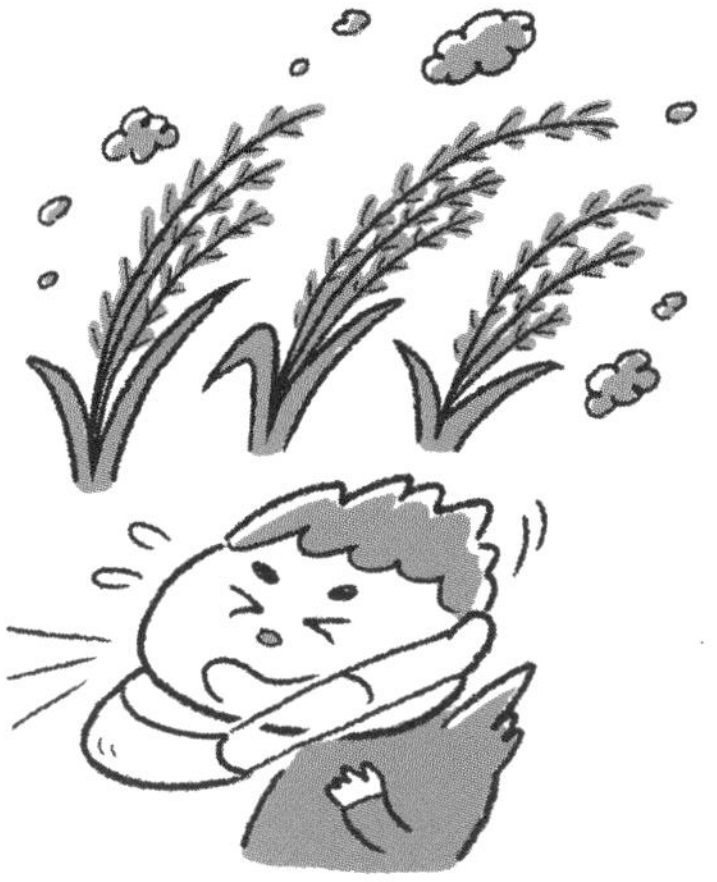

イネ科のほかの草にも注意しましょう

カモガヤ花粉症の人には、同じイネ科のハルガヤやオオアワガエリ、ギョウギシバなどにも反応してアレルギー症状が起こります。草の種類によっては秋に花粉が飛んで症状が出ることもあり、イネ科によるアレルギー症状は長期にわたることもあります。

キク科

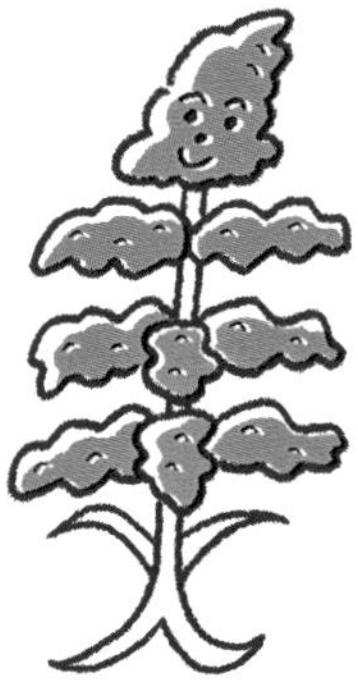

アレルギーを知る

秋にご用心

キク科のヨモギやブタクサは、全国の河川敷や公園、道端、空き地など、わたしたちの身近な場所に広く生育しているのでよく知られている植物です。

その花粉は、地域によって飛散時期は異なりますが、おもに8～10月にかけて飛ぶため、秋に発症する花粉症の代名詞といわれています。

キク科のおもなアレルギー症状は、スギによる花粉症と変わりません。

ただ、スギ花粉ほど遠くまで飛散しないので、キク科の草を避けて生活をすると症状をおさえることができます。

こんな症状になるよ！

- 鼻水、くしゃみ
- 目のかゆみ

など

★花粉-食物アレルギー症候群（→46・58ページ）では、生の果物や野菜を食べると口の中がかゆくなったり、腫れたりします。

予防法を知る

ヨモギやブタクサが生育する場所を避けよう

予防に一番よいのは、ヨモギやブタクサが生えている場所にはできるだけ近づかないようにすること。河川敷で遊ぶこともあると思いますが、秋は別の場所で遊ぶように、お子さんには話しておきましょう。

キク科と花粉-食物アレルギー症候群

キク科の花粉症もまた、花粉-食物アレルギー症候群にも注意が必要です。
その原因として知られている果物・野菜はメロン、スイカ、セロリ、トマトなどです。

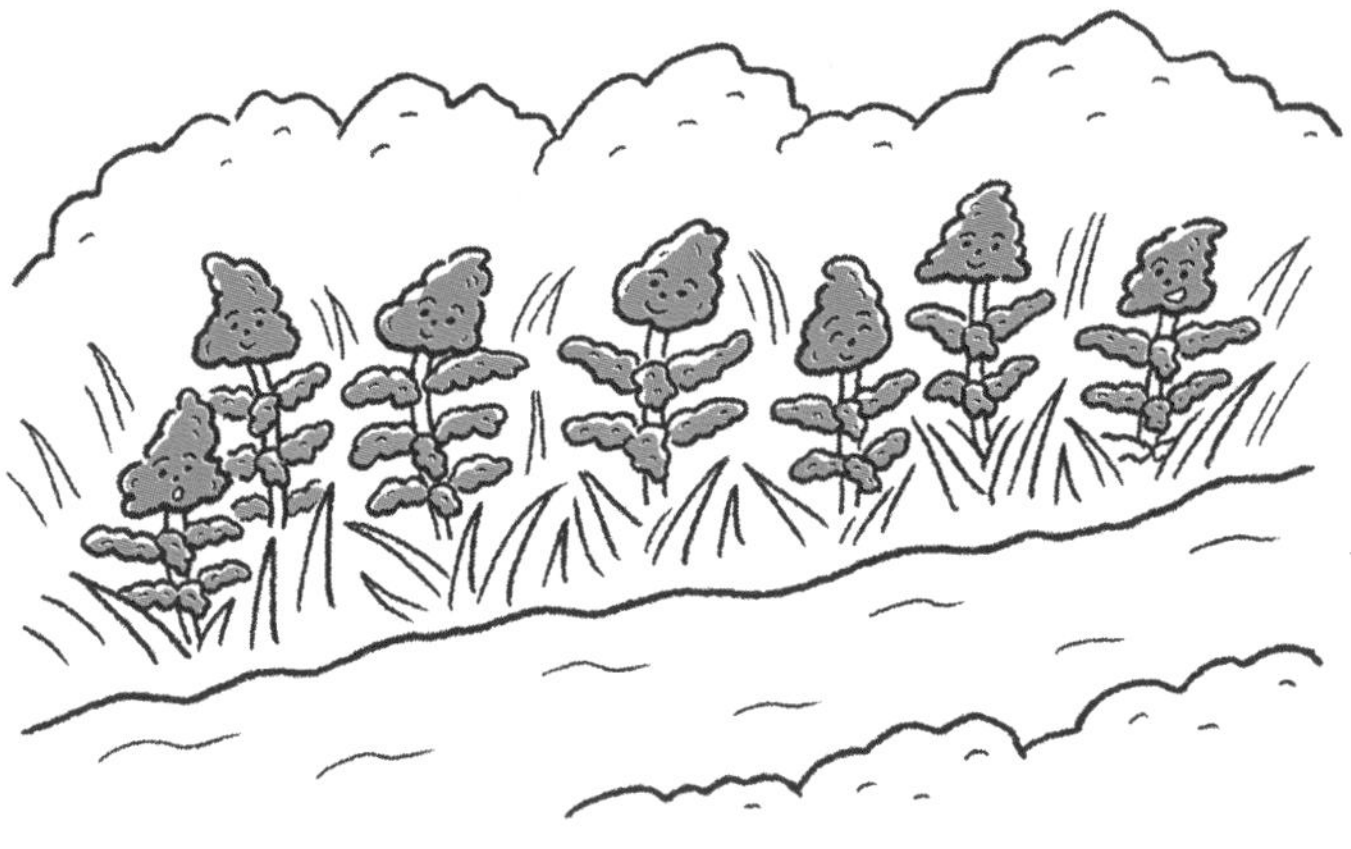

花粉の飛散時期カレンダー

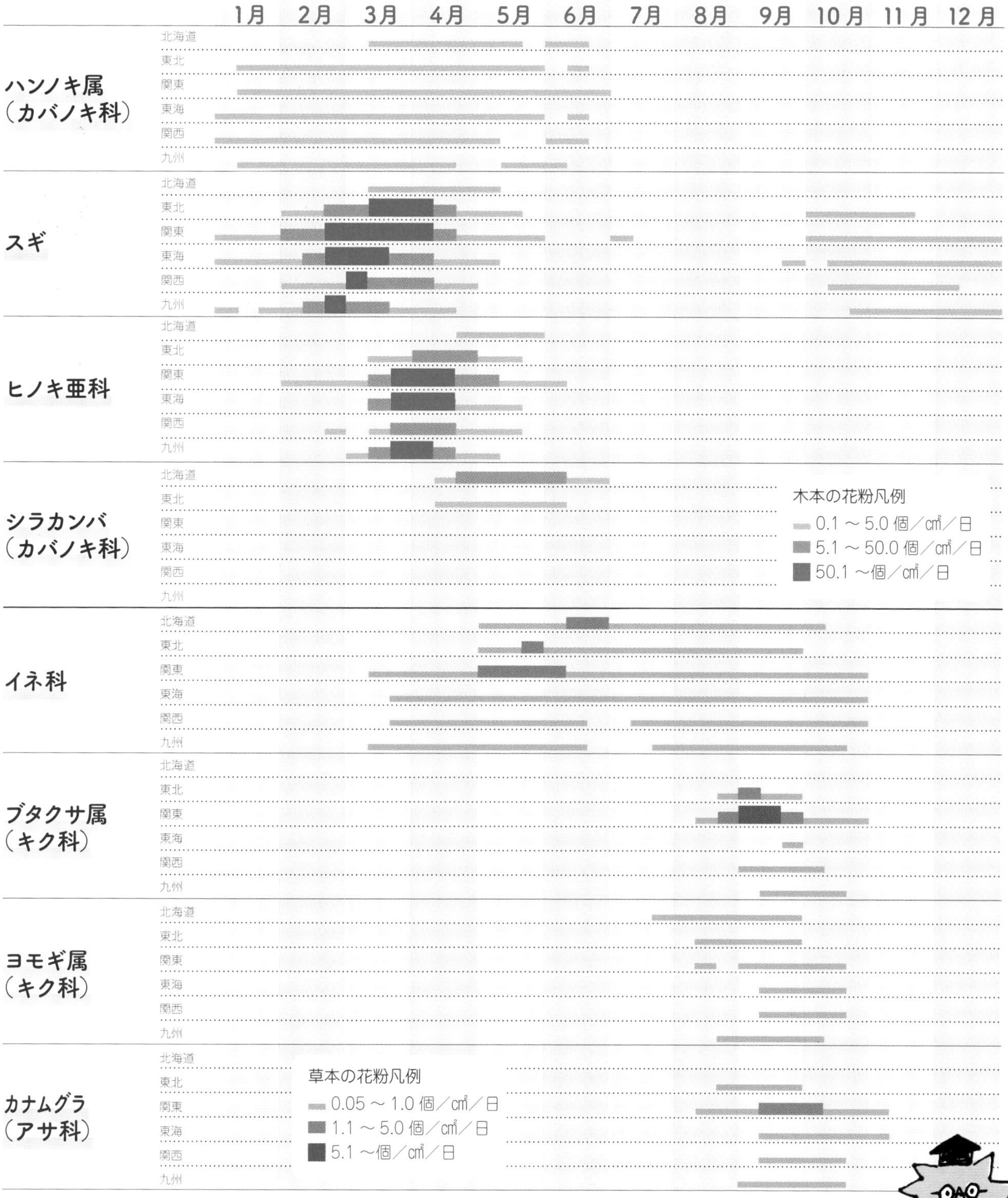

※花粉飛散時期は地域によって異なるので、住んでいる地域の行政や医療機関などの情報を確認しよう。

鼻アレルギー診療ガイドライン 2020 年版 / ライフ・サイエンスより
「主な花粉症原因植物の花粉捕集期間（2002 ～ 2018 年開花時期）より

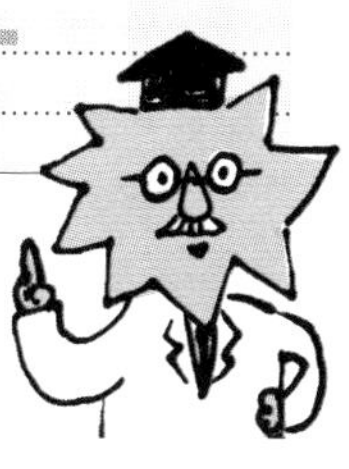

花粉アレルギーQ&A

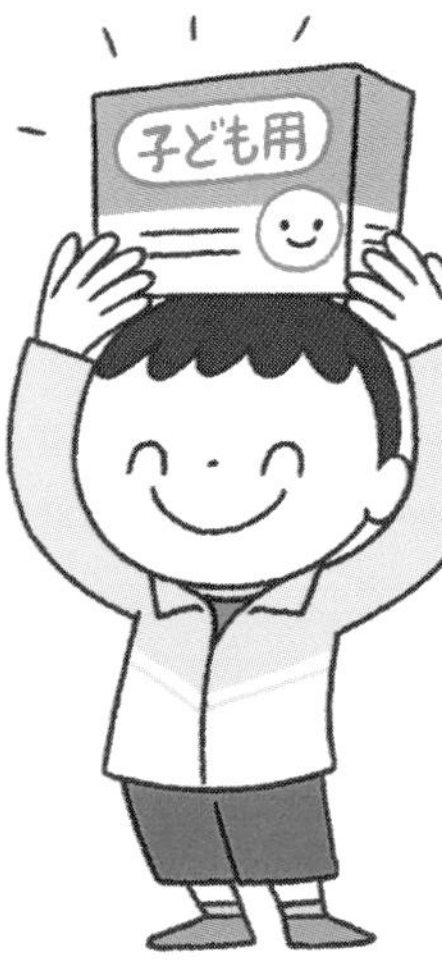

Q 子ども用の市販薬はどんなものがあるの？

A 子どもは、大人よりも体が小さいだけではなく、薬を代謝する機能や排出する機能がまだできあがっていません。薬によっては強い影響が出ることがあるので、大人用の薬を子どもに使うと危険な場合があります。自己判断で大人用を使わずに、子ども用の薬を選びましょう。乳児の場合は子ども用の薬でも避けたほうがよいものがあるので、医療機関を受診するか、薬局・薬店では薬剤師さんに相談して慎重に選んでください。

症状別　子どもの薬の種類

鼻炎・アレルギー性鼻炎

●薬のタイプ

飲み薬（シロップ剤、顆粒剤）、口腔崩壊錠、点鼻薬など

●薬の種類

抗ヒスタミン薬、抗アレルギー薬などを使い、鼻づまり、鼻水、くしゃみなどの症状を軽くします。飲み薬でよくならないときは点鼻薬の抗ヒスタミン薬、ステロイド薬を用います。

●薬選びで注意すること

鼻粘膜の血管を収縮させる薬（血管収縮薬）は、2歳未満には避けてください（お医者さんにご相談ください）。

アレルギー性結膜炎

●薬のタイプ

飲み薬、目薬

●薬の種類

抗ヒスタミン薬、抗アレルギー薬などを使います。よくならないときは飲み薬と目薬（抗ヒスタミン薬・ステロイド・免疫抑制薬など）を併用します。

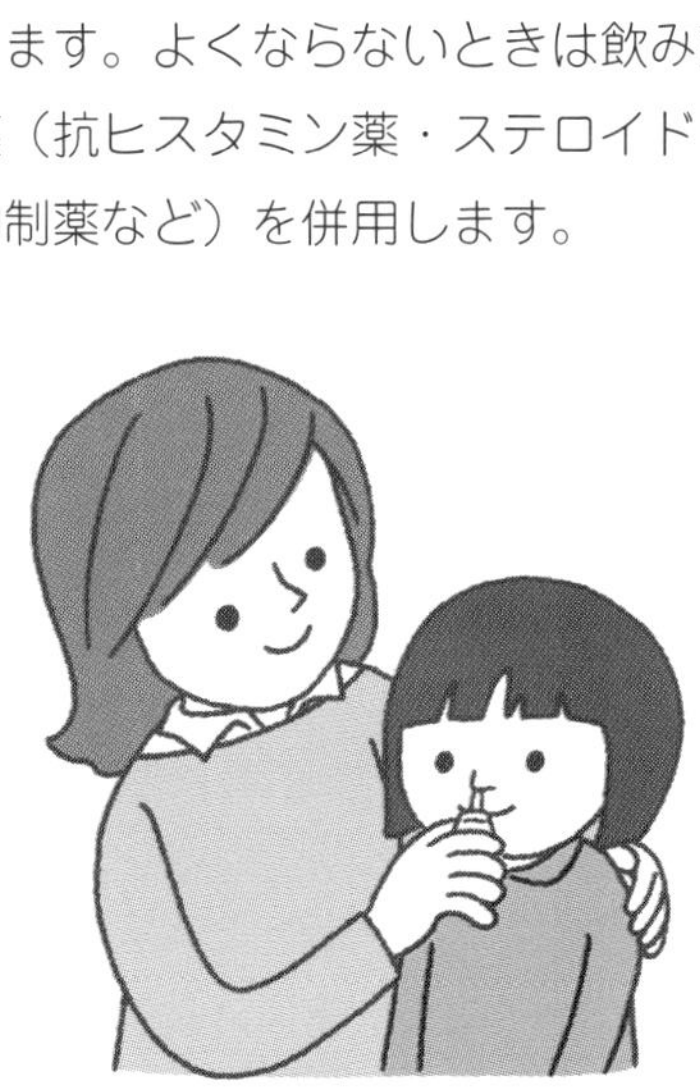

Q 子どもをこわがらせずに上手に点眼する方法って？

A 目に目薬の先を向けたり、点眼液が目に入ったりする瞬間などは、ビクビクしてしまいますよね。子どもは点眼をこわがるものですから、目薬の効果、点眼が必要なことなどをゆっくり説明してあげましょう。子どもはママやパパとくっついている姿勢が安心するので、点眼するときは膝枕をして点眼するとよいでしょう。どうしても目をつぶってしまうときは、目のまわりを拭いてあげて清潔にし、目の内側に薬液をたらしてすぐにまばたきをさせてみましょう。薬液が目の中に入りやすくなります。

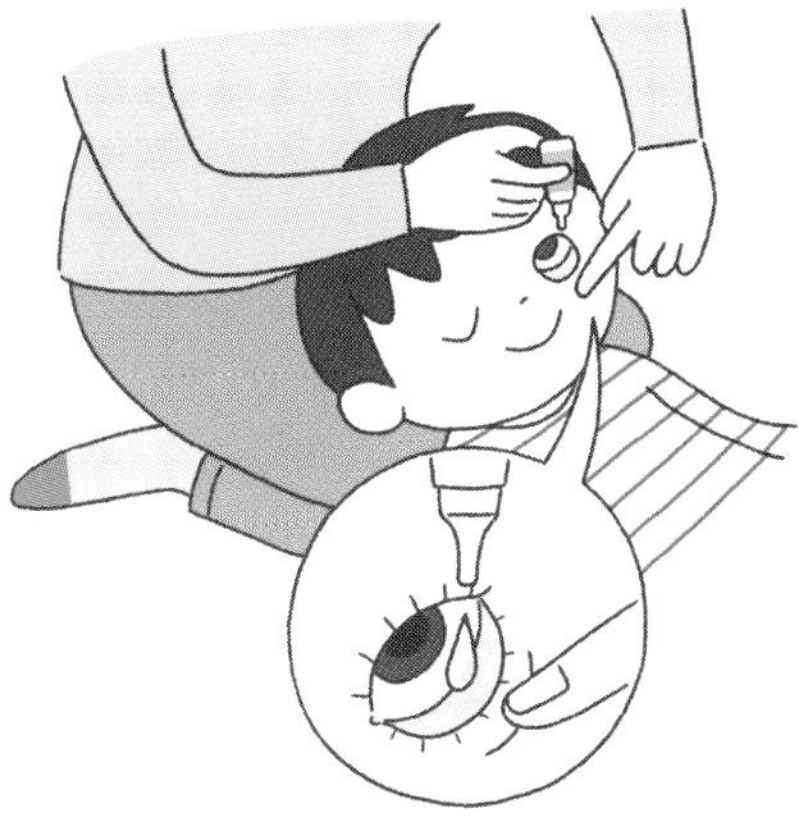

目薬は
目の内側にさします

Q 子どもが長く薬を飲み続けて体に負担はないの？

A 花粉アレルギーの薬のひとつ「抗ヒスタミン薬」の飲み薬の中には、眠気が起こりやすいもの、集中力や判断力などの低下を招くことが多いものがあります。子どもが眠くて学校の授業に集中できなかったり、ボーッとしていたりするときは、お医者さんや薬剤師さんに相談してみましょう。
子どもの様子と、飲んでいる薬のメリットとデメリットを考えて、お医者さんの指導のもと、子どもの体に負担のない薬選びをしていきましょう。

Q 乳幼児の子どもが花粉症になったらどう対処したらよいの？

A 最近では、2歳くらいの幼児が花粉症の症状で受診することもめずらしくありません。症状が気になるようなら専門のお医者さんを受診してください。赤ちゃんは花粉予防のマスクやメガネをかけられないので、花粉が多く飛ぶ時期は外出をできるだけ避けたり、掃除をこまめにしたり、洗濯物を取り込む際は、よく花粉を振り落としてから取り込むなどの予防を心がけましょう。

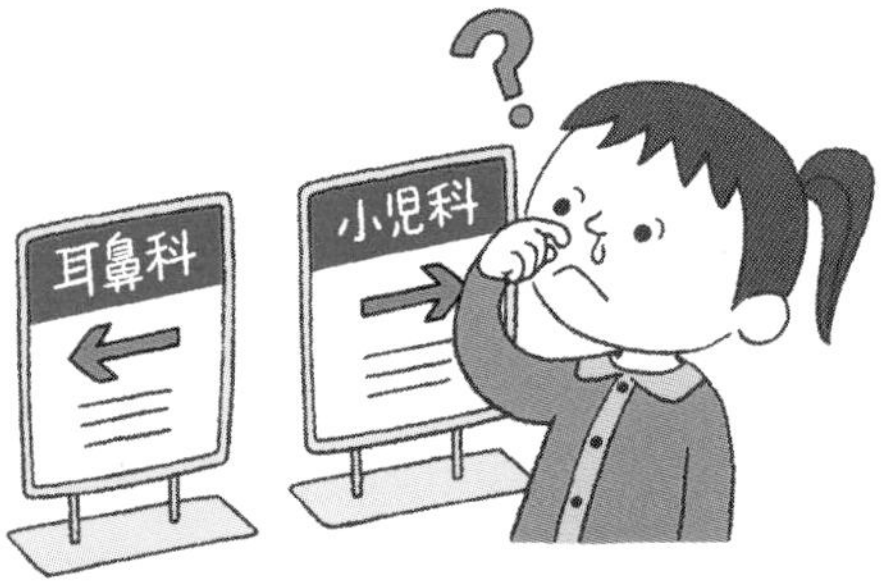

Q 花粉症は小児科と耳鼻咽喉科どちらがよいの？

A 小児科でも耳鼻咽喉科でも、症状に合わせて処方する薬に変わりはありませんが、行きやすいところに専門科があるなら、症状に合わせて選ぶとよいかもしれません。鼻水や鼻づまり、耳やのどがかゆいときは耳鼻咽喉科へ。皮フに発疹やかゆみがあったり、微熱など感冒（かぜ）に似た症状をともなったりするなら、小児科や皮フ科で全身を診てもらうとよいと思います。

Q 花粉症の症状の軽さ、重さはどう見極めるの？

A 花粉症の症状の度合いは、人によってさまざまです。お医者さんたちは、

●１日にくしゃみを何回くらいするか
●１日に何回くらい鼻をかむか
●１日の鼻のつまり具合
●日常生活にどのくらい支障があるか

などを質問して、無症状、軽症、中等症、重症、最重症の５段階で判断します。適切な診察をしてもらうために、これらの症状の度合いを記録しておきましょう。

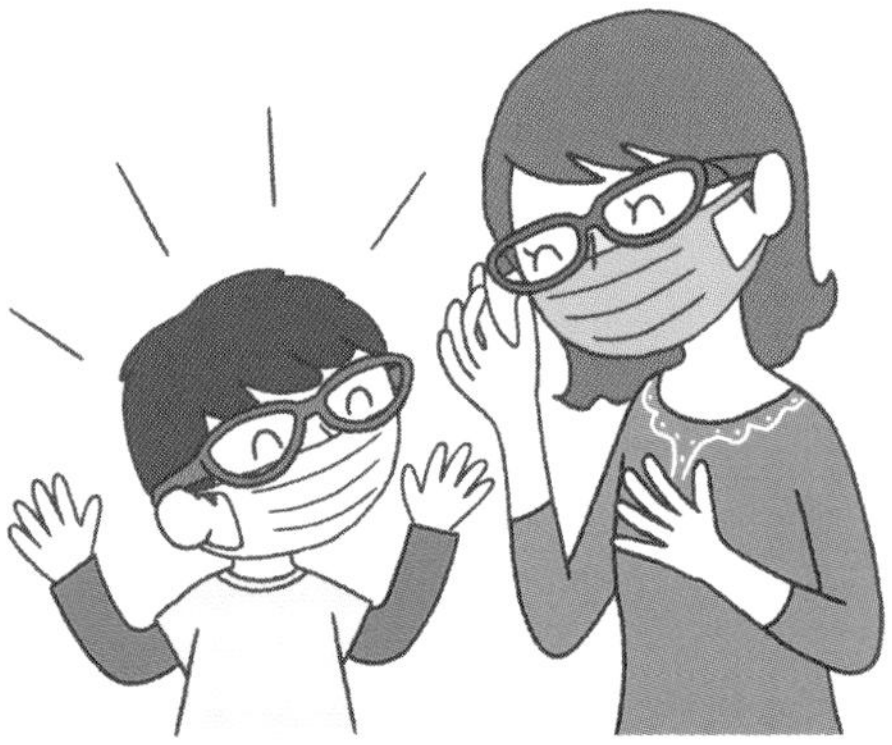

Q メガネやマスクを着用するとどのくらい花粉を防げるの？

A 花粉症のおもな症状は、目の結膜や鼻の粘膜に花粉が入って起こります。メガネやマスクを着用していないときと着用したときとでは、入り込む花粉の数に大きく差があります。通常のメガネやマスクでもよいのですが、花粉症用に開発されたメガネやマスクを着用すると、さらに花粉の侵入を防ぐことができるのでおすすめです。

Q 花粉症の治療はいつからはじめるとよいの？

A 昨年に、花粉症の症状があらわれた子どもは、できるだけ花粉が飛びはじめる前や、症状が軽いときからお医者さんに相談をして治療をはじめるのがよいでしょう。「花粉症の初期療法」を行うことで、症状を少しでもやわらげることができるかもしれません。

Q 舌下《ぜっか》免疫《めんえき》療法《りょうほう》をテレビで見たのですが、子どもでも使えるの？

A 舌下免疫療法（→77ページ）とは、舌の下にアレルゲンを含んだ治療薬をのせ、一定時間置いてから飲み込んで体内に吸収させる方法です。少量からはじめて、3年くらい継続することで症状を軽減させていきます。子どもでも服用できるので、かかりつけのお医者さんに聞いてみてください。

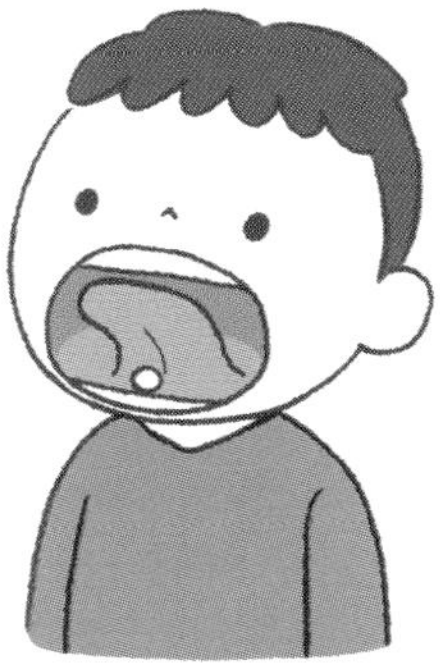

Q 花粉症を改善するにはどうして健康管理が大切なの？

A 地球上の花粉の数やアレルギーの発症率をゼロにすることは、わたしたちにはむずかしい問題です。アレルゲンがある環境の中でアレルギーが重症化しないようにするためには、健康管理がとても大切です。体の抵抗力が下がるとアレルギーの症状が出やすくなるので、生活のリズムがくずれないようにしましょう。1日3食をきちんととり、睡眠を充分にとって抵抗力を高めてください。入浴は、ぬるめの湯にゆっくりつかると、目や鼻、のどの粘膜をいたわることができます。

Q 小さな子どもでもできる花粉症の予防は？

A 赤ちゃんはひとりで予防はできないので、おうちの方が花粉を、赤ちゃんの身のまわりにもち込まないようにするのが大切です。身のまわりのことをひとりでできる年齢の子どもなら、

●外出時にはマスクをする

家に帰ってきたら・・・

●着替える　●手洗い

●うがい　●顔を洗う　●鼻を洗う

小学生になったら、自分で目を洗えるようになるとよいですね。

花粉、ダニ・ハウスダストアレルギー⑤

ダニ・ハウスダスト

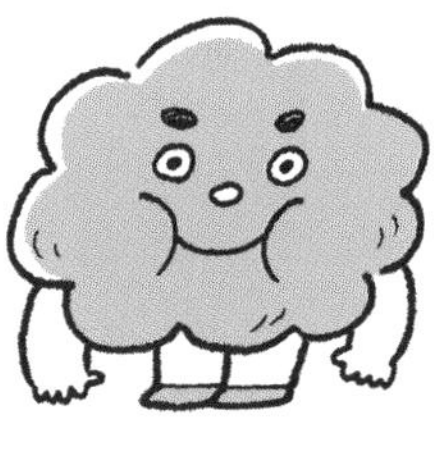

アレルギーを知る

アレルゲンがいっぱい混じった「ちり」にご用心

ハウスダストとは、空気中に舞う粉のような「ちり」のことです。ホコリの中でも1ミリ以下ととても小さく、肉眼では見えにくいものを指します。

じつは、そのハウスダストに、ダニの死がいやフン、ペットの毛、花粉、カビ、細菌などのアレルゲンが混じっているのです。

ハウスダストは空気中に舞い上がりやすく、吸い込んで体内に入ると気管支ぜん息などのアレルギー症状を起こしたり、アレルギー症状を悪化させたりします。ハウスダストを除くことはアレルゲンを減らすことにもつながります。

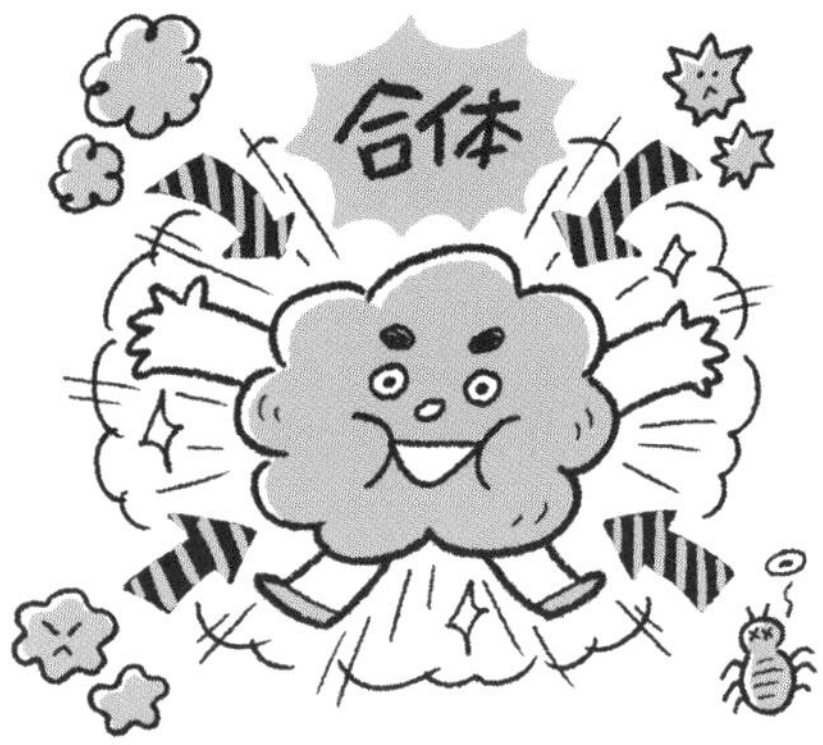

Q アレルゲンはどこからくるの？

A 土や砂ボコリ、花粉、昆虫の死がいやフン、煙や排気ガスなどのさまざまなアレルゲンは、家の外から風にのって窓から入ってきたり、家族の衣服やバッグなどのもち物にくっついて入ってきたりします。土や砂ボコリは靴底にもついているので、侵入経路はじつにさまざま。

Q ハウスダストは部屋のどこから発生するの？

A 室内で発生するハウスダストの多くは、衣類や布団などから発生する「綿ボコリ」がほとんどです。こたつやセーターなど、繊維のくずが出やすい冬はとくに増えます。

こんな症状になるよ！

- 気管支ぜん息　など

★さまざまなアレルギーのアレルゲンが混じっているので、アレルギー症状を悪化させる原因にもなります。

予防法を知る

掃除と湿気対策を徹底して ダニ・カビの発生を おさえよう

ハウスダストアレルギーの予防法として一番大事なのは、部屋や廊下などの掃除と、家の中の**ダニとカビを減らす湿気対策です。**

ダニは、じめじめした湿った環境を好み、寝具にもっとも多く生息し、ダニ対策をしていないとあっという間に増えてしまいます。ダニが増加する条件として

○室温25～30℃
○湿度が60～80％
○フケ、アカ、ホコリ、食べカスなど、エサがある場所があげられます。

カビは、浴室や洗面所など、湿度も高く、湿っている場所でとくに発生します。

ダニやカビなどのアレルゲンを0《ゼロ》にすることはできませんが、減らすことはできます。健康を支える快適な住まいを目指しましょう。

お掃除と湿度が予防のポイント

寝具は日に干したり こまめに洗濯したりしよう

寝具は、裏表ともによく日に干してください。干したあとは、表面を掃除機でていねいに吸引しましょう。できれば洗濯できる寝具を使用して、シーツやカバーをこまめに取り替えて洗濯します。羽毛やウール、そば殻の製品は避けて、化学繊維や綿の製品を選んでください。高密度繊維製の防ダニシーツや防ダニ布団などもあります。

室内を換気して ダニの繁殖を防ごう

ダニは乾燥に弱いので、１日に数回窓を開けて空気の入れ替えをしましょう。窓を２ヵ所は開けて風の入口と出口をつくると、効率よく換気できます。掃除をするときもかならず窓を開けましょう。

除湿は 60％以下に 保つようにしよう

ダニが繁殖しにくいように室内の湿度を 60％以下に保ちましょう。乾燥し過ぎるとのどを痛めたりかぜの原因になったりするので、季節に応じて除湿や加湿を行ってください。

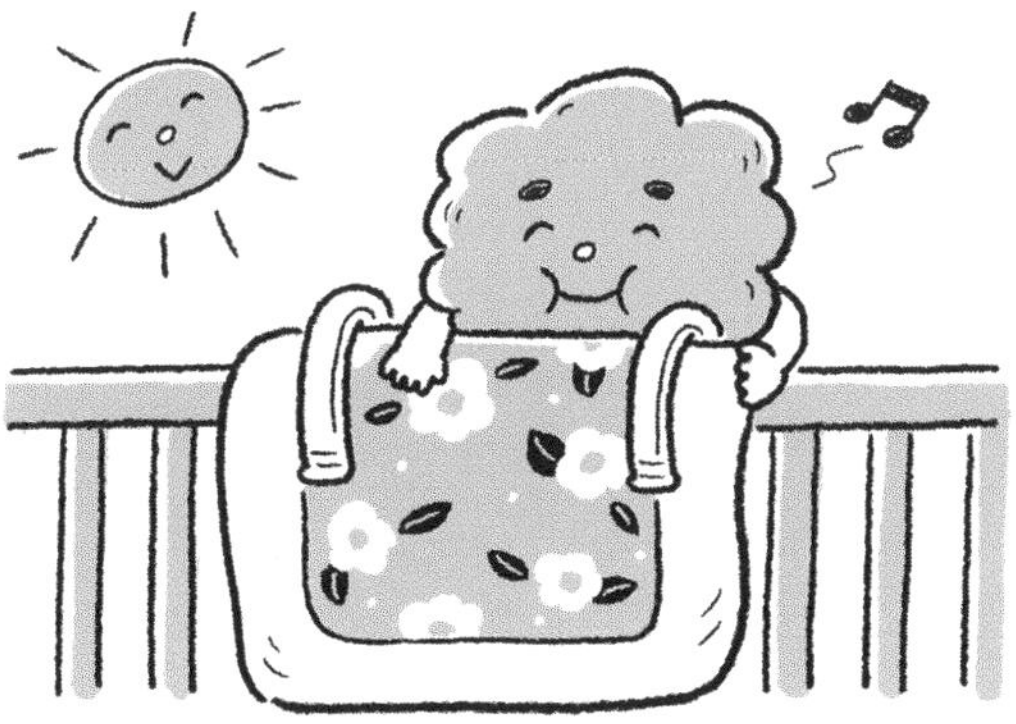

Q 植物素材の畳にも ダニはいるの？

A 畳にはたくさんダニが発生しやすいので、畳の目に沿って掃除機をしっかりかけてください。終わったら、拭き掃除も必要です。できれば、畳やカーペットよりもフローリングを検討しましょう。

ダニ・ハウスダストアレルギーコラム

ダニ・カビなどのハウスダストから家を守ろう

梅雨や夏の湿った時期をねらって浴室や洗面所にたくさん発生するカビ。目には見えませんが、寝具や空気中にひそむダニ。ハウスダストアレルギーのアレルゲンの中でも、この2つはできるだけ毎日掃除をして取り除きたいものです。

家の中でも、とくにカビやダニが発生しやすい場所がわかったら、徹底的に取り除く掃除のしかたを実践してみましょう。普段は見逃しがちな、ダニやカビがひそむエリアも合わせて掃除することで、アレルギー症状を引き起こす危険性がぐっと下がります。

ダニを撃退する掃除機のかけ方

●ポイント 1
「拭き掃除 → 掃除機」の順に行いハウスダストの舞い上がりを防ぐ

●ポイント 2
掃除機は1㎡あたり 20 秒以上かけるとダニやフンを減らせる

●ポイント 3
畳は目に沿って、カーペットは毛足と逆方向にノズルを動かす

カビを撃退するお掃除のポイント

●ポイント 1
カビがひそむ湿った場所、結露しやすい場所を重点的に掃除する

●ポイント 2
カビの栄養源になるせっけんカスやアカは入浴後にしっかり洗い流す

●ポイント 3
クローゼット、靴箱などの収納スペースの換気も定期的に行う

ここもしっかりお掃除！

見逃しがちなダニの発生エリア

ソファー

布張りのソファーはダニが多く生息する場所のひとつです。できれば、革張り（合皮でも可）に取り替えましょう。ソファーの隙間も忘れずに掃除機がけを行ってください。

収納してあった洋服など

クローゼットや押し入れに長期間しまってあった洋服やバッグなどは、ダニなどのアレルゲンが増えていることがあります。衣替えをするときは、一度洗濯をしてから着ましょう。

ぬいぐるみ

ぬいぐるみは、ダニの住みかになりやすい場所。数はできるだけ減らして定期的に洗濯をしましょう。長く遊んだものは処分も検討を。

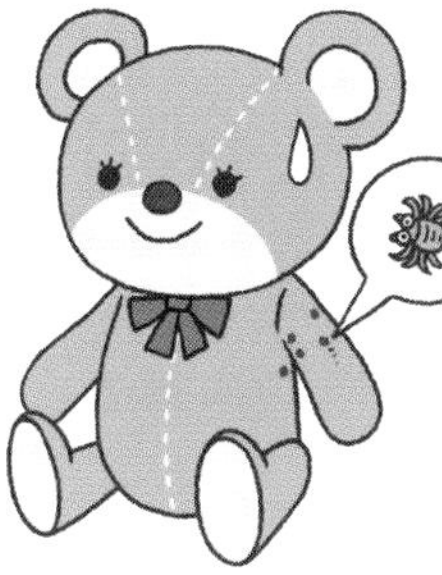

植物や水槽

植物や水槽から水蒸気が発生するので、たくさん置くと室内の湿度が高くなってしまいます。ひとつの部屋に対し、小さな植物や水槽をひとつずつ置く程度におさえましょう。

ここもしっかりお掃除！

見逃しがちなカビの発生エリア

靴箱

脱いだ靴をすぐにしまうと、靴底だけでなく靴箱にも湿気がたまります。脱いだ靴は陰干ししてからしまい、長期間しまうときは汚れを落として靴専用クリームを塗ります。

厚手のカーテン

閉じていることが多い厚手のカーテンにも要注意！ 薄手のものが理想です。

締め切っている押し入れ

締め切ったままの押し入れやクローゼットは、すのこをしいて風通しをよくすることが大切です。

壁に沿って置いている家具

壁にぴったりと設置している家具は、風の通り道がないのでカビが発生しやすいです。壁と家具の背面に５cm 以上の隙間を開けて、空気の通り道をつくりましょう。

北向きの部屋

北向きの部屋は太陽が当たりにくいので、家の中でも要注意エリアです。壁や天井、照明のカサなどにカビが発生しやすいので、こまめに拭き掃除をしたり、ときどき換気をしたり、除湿器を使ったりしましょう。

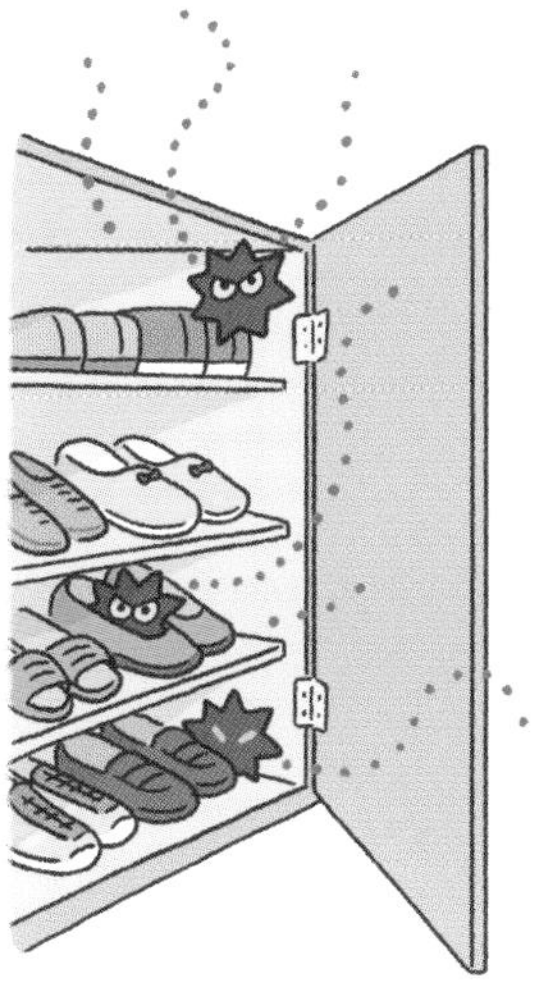

第3章

大人になってから発症しやすい4つのアレルギー

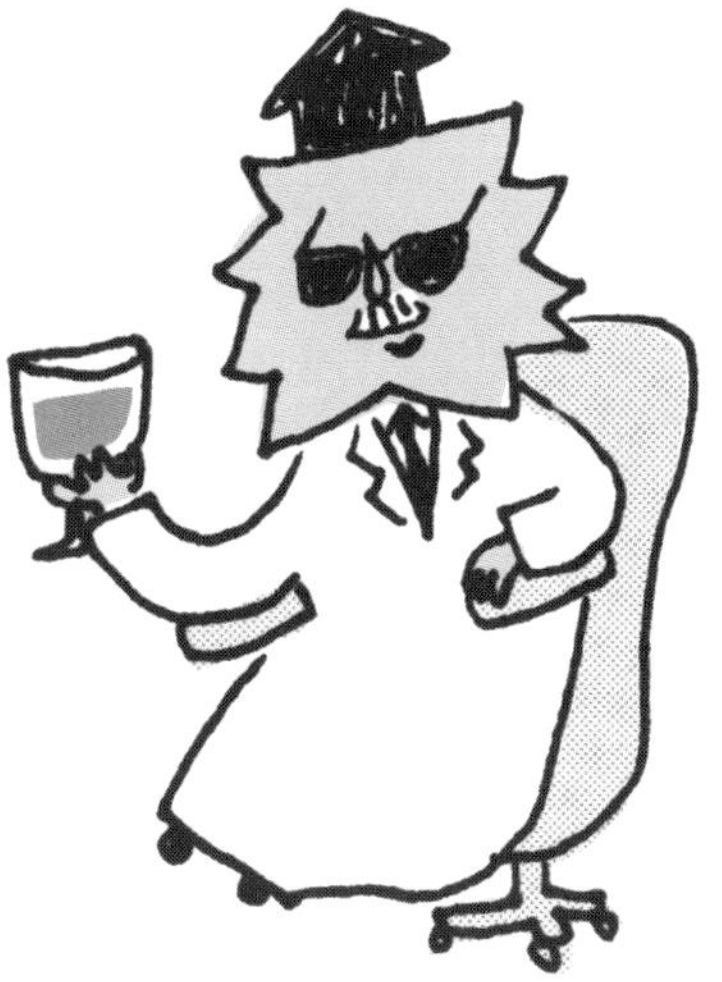

アレルギーは子どもがかかるものと思っている人も多いかもしれません。でも、10代や大人になってから突然アレルギーになることもあるんです。家族みんなに起きる可能性のあるアレルギーについて考えてみましょう。

①薬物アレルギー

本来、薬はわたしたちの病気を治すためのものですが、病気を治すために飲んだ薬に対して、アレルギー反応が出てしまうことがあります。

おもな症状は、皮フのブツブツや赤み、かゆみなどですが、まれに、全身が危険な状態になるアナフィラキシーショックを引き起こすこともあります。

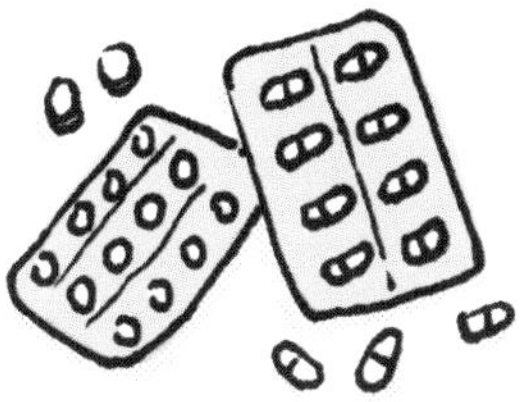

②カビアレルギー

カビも、アレルギーを引き起こす原因のひとつで、発熱、せき、たん、息切れなどの症状が出ることがあります。

症状が軽い場合は、原因となるカビを取り除くなど、環境をととのえて部屋を清潔に保つようにすると、症状が改善する可能性があります。

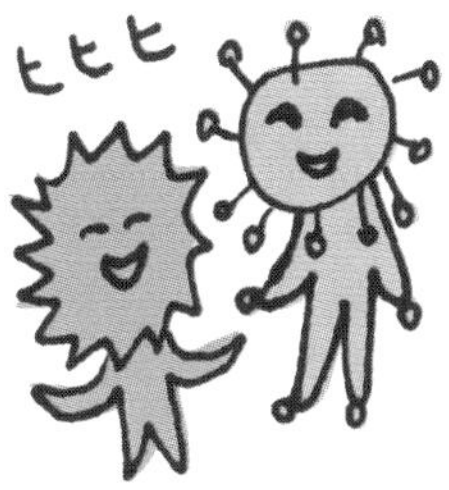

③金属アレルギー

金属アレルギーと聞くと、アクセサリー類に反応して皮フにトラブルがあらわれる印象がありますが、原因はそれだけではありません。化粧品や革製品、クレヨン、食品などにも含まれるので注意が必要です。

④ラテックスアレルギー

天然ゴムに含まれているタンパク質に反応するラテックスアレルギーにも注目です！　天然ゴム素材のものは身近に多いので、しっかり知っておきましょう。

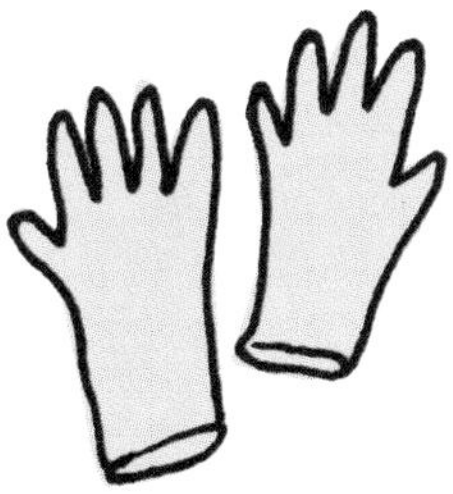

⑤昆虫アレルギー

ハチや蚊、蛾やゴキブリなどの虫に対するアレルギーです。ハチや蚊にチクッと刺されて症状が出る場合と、蛾やゴキブリのフンや死がいを空気と一緒に吸い込んで症状が出る場合があります。

気管支ぜん息やアレルギー性鼻炎、アナフィラキシーショックなどの原因になります。

1 薬物アレルギーを知っておこう

薬の用法・用量を正しく守っても症状が出るようなら、薬物アレルギーかもしれません。大人には1～2％ほどが認められています。

アレルギー症状が出ることが多い薬は、抗菌薬、鎮痛薬、抗てんかん薬ですが、その人の体質や体調によっても異なるので、どんな薬でもアレルギー症状が出る可能性があるといえます。

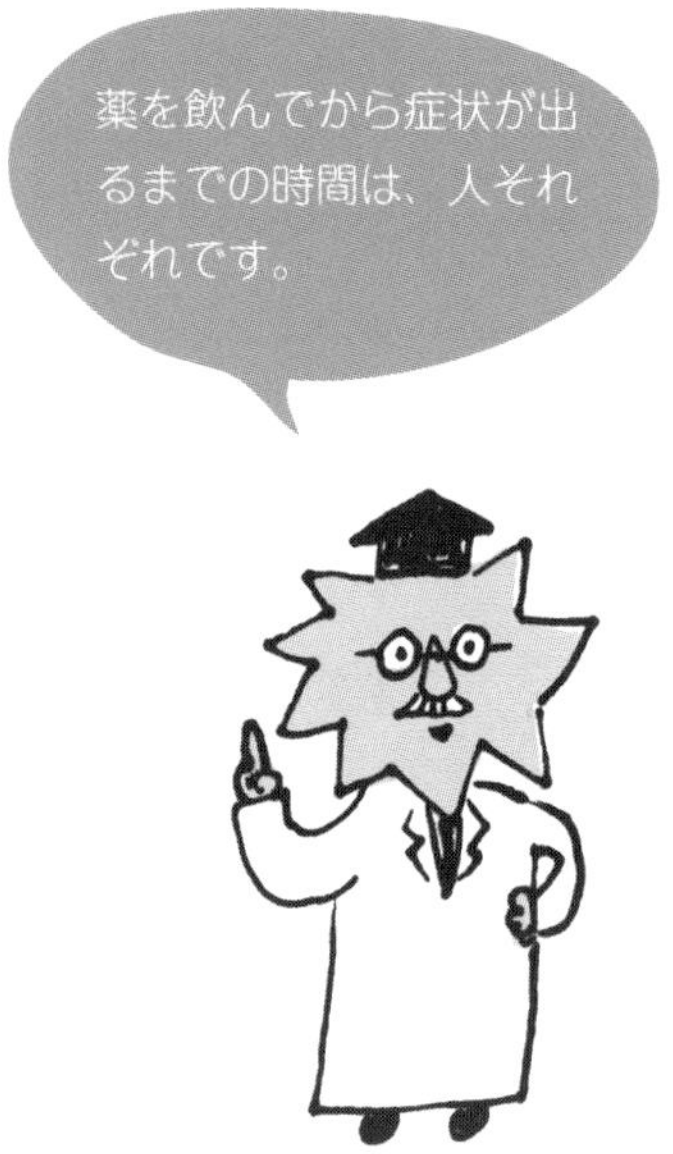

薬を飲んでから症状が出るまでの時間は、人それぞれです。

薬物アレルギーのおもな症状

- じんましん
- ぜん鳴が起きたり、息苦しくなったりする
- おなかが痛くなったり下痢をしたりする
- 粘膜（口の中、鼻、耳、目のまわり）がかゆくなる
- 頭痛
- 全身に症状が出て、命にかかわることもある

薬物アレルギーとのつきあい方

副作用の症状が出たらすぐに相談

薬を飲んで、もともとの病気ではあらわれないような症状が出たり、「湿疹が広がる」「皮フの赤さが強まる」などの副作用が出たらすぐにお医者さんに相談してください。

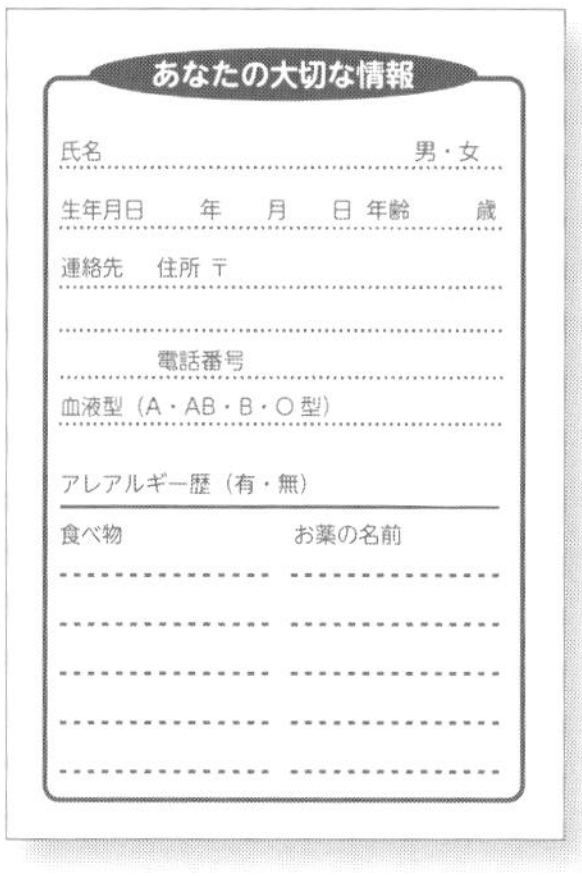

あなたの大切な情報

氏名　　　男・女

生年月日　年　月　日 年齢　歳

連絡先　住所 〒

電話番号

血液型（A・AB・B・O 型）

アレルギー歴（有・無）

食べ物　　お薬の名前

処方された薬はお薬手帳にメモを

薬物アレルギーの症状をお医者さんに説明するときは、「いつ、どんな薬を使って、どんな症状が出たか」を伝えることが大切です。お薬手帳にメモをして、覚えておきましょう。一般のかぜ薬や健康のために飲むサプリメントなども、記録しておくとよいでしょう。

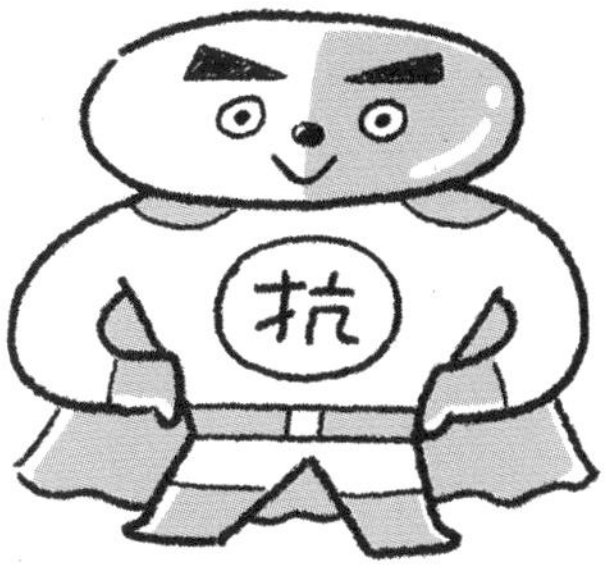

薬物アレルギー①

抗菌薬（抗生物質）

アレルギーを知る

軽いアレルギー症状でも重症化する危険大

抗菌薬とは、体内に侵入した細菌を退治する薬で、「抗生物質」と呼ばれることもあります。

抗菌薬に対してのアレルギーには、皮フの症状が多く見られますが、重症化するとアナフィラキシーショックが起きることもあります。

細菌に対して力を発揮するので、ウイルスが原因と考えられる場合は処方されることはまずありませんが、感染症の症状の重症度によっては、お医者さんの判断で処方されることがあります。

予防法を知る

抗菌薬の名前や種類をメモしよう

抗菌薬には、ペニシリン系やセフェム系など、さまざまな種類があります。抗菌薬を処方されたときは、薬の名前や種類などをお薬手帳にメモしておくと、アレルギーの有無を聞かれたときにくわしく説明することができます。

こんな症状になるよ！

［皮フの症状］
- じんましんや湿疹が出てかゆくなる

［皮フ以外の症状］
- 体がしびれる、体がほてる、頭痛、めまい、耳鳴り、不快感、汗をかく、寒気がする

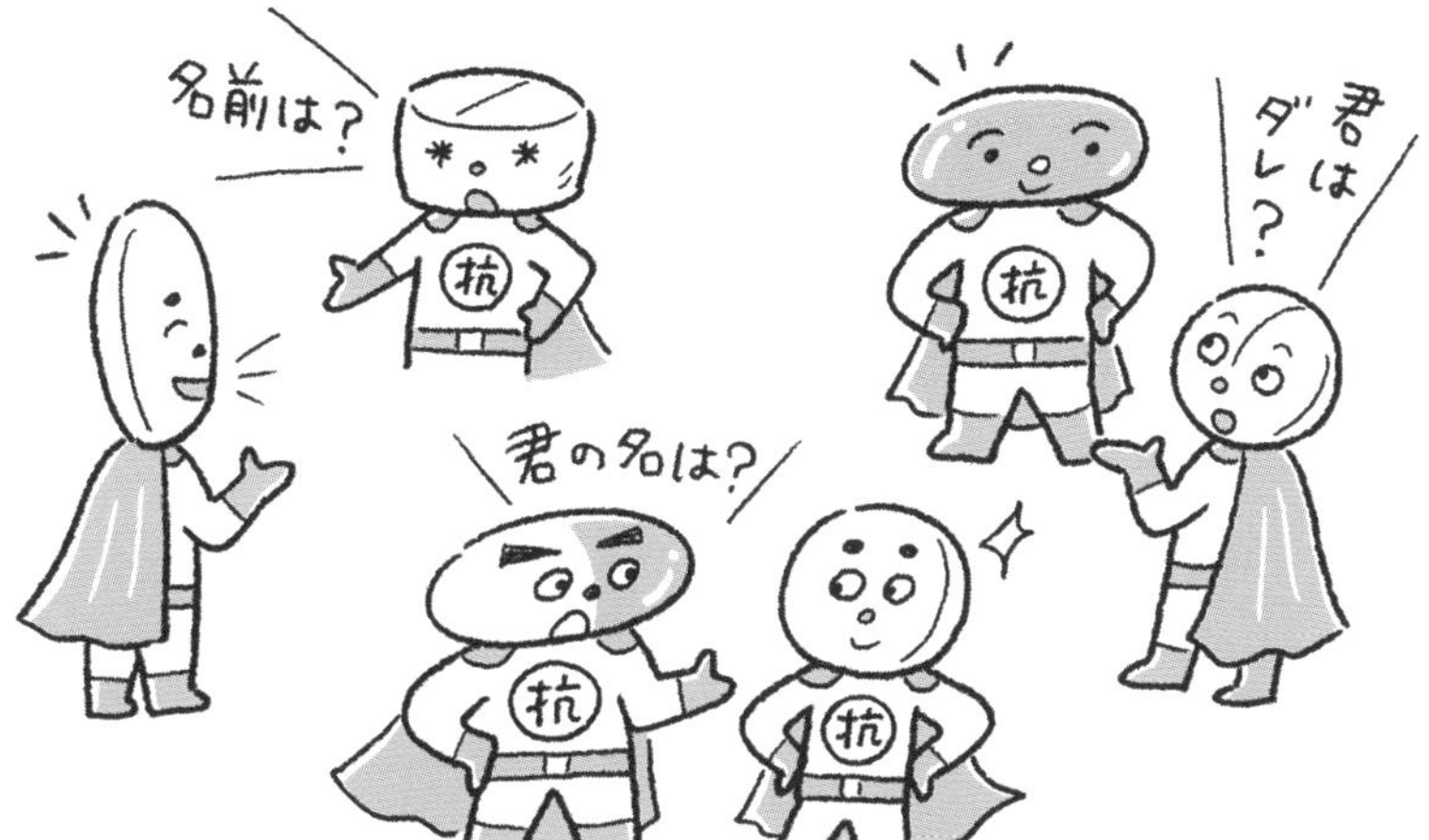

Q ずいぶん前に抗菌薬を飲んだときに少しアレルギーらしき症状が出たのですが、時間が経っているし現在は大丈夫と思ってもよいですか？

A 時間が経っていれば大丈夫、という保証はありません。以前の症状があまり重いものでなかったとしても、同じ抗菌薬が処方されることのないよう、薬の名前や種類をきちんと把握し、お医者さんや薬剤師さんに伝えるようにしてください。

薬物アレルギー②

鎮痛薬（非ステロイド性抗炎症薬）

アレルギーを知る

学童期以降に増えるアレルゲン

頭痛や歯の痛み、生理痛など痛みをやわらげてくれるのが鎮痛薬です。とくに、わたしたちがよく使うのは非ステロイド性抗炎症薬です。

鎮痛薬アレルギーによるおもな症状は、非ステロイド性抗炎症薬によるぜん鳴など呼吸器症状や皮フの症状です。

皮フの場合は鎮痛薬を使ってから数分〜半日後に、かゆみとともに皮フが盛り上がったり、くちびるやまぶたなど顔全体が腫れたりすることもありますが、鎮痛薬の種類によって、アレルギー症状の出やすさは異なります。

鎮痛薬は、飲み薬以外にも貼り薬や塗り薬もあるので、注意が必要です。

こんな症状になるよ！

［気管支ぜん息の症状］
- 気管支ぜん息の発作、息苦しさ、せき、鼻水、鼻づまりなど

［皮フの症状］
- かゆみを伴う皮フの盛り上がり、くちびるや顔全体のむくみ

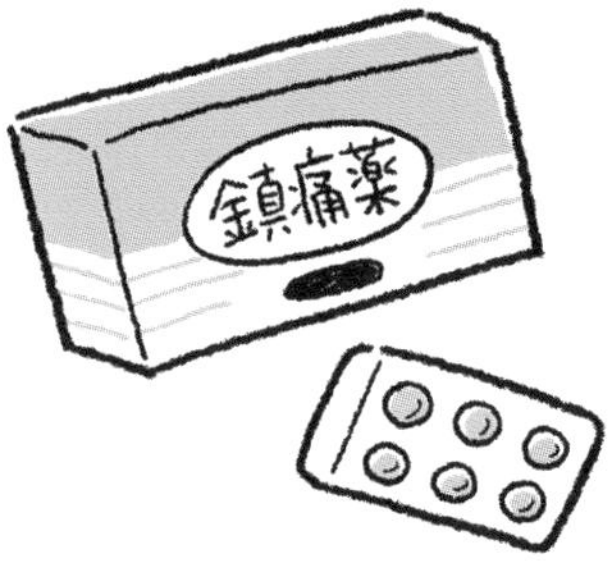

薬物アレルギー③

抗てんかん薬

アレルギーを知る

医師にアレルギー歴をきちんと伝えて

「てんかん」は、けいれんなどの症状が起きる病気です。てんかんに抗てんかん薬を使用すると症状がやわらぐのですが、ときどき全身に発疹などのアレルギー症状が起こることがあります。それでも多くの患者さんは、薬の服用を中止すれば症状が改善するのでお医者さんに相談をしてください。

服用したら1週間後から様子見を

かゆみや湿疹などのように症状が軽い場合もありますが、命に関わるほど症状が重くなることもあります。

抗てんかん薬に対するアレルギー症状は、使用してから早くて1〜2週間、遅くても2〜3カ月以内に出てきます。飲みはじめの時期に充分注意をしながら、体調に変化がないか気をつけながら様子を見ましょう。

こんな症状になるよ！

- 皮フに発疹が出る
- 皮フがめくれてやけどのようにただれる（重症の場合）

薬物
アレルギー
コラム

安全で正しい薬の使い方

POINT 1

薬を処方されたらまたは購入したら

用法・用量を守って使う

薬は、量や使用期間を自己判断で変えると効果が得られないどころか副作用リスクが高まります。薬の効果を得るには用法・用量を守ることが大切です。

用法とは、朝食後など薬の使用方法を意味します。用量とは、1回1錠を1日3回飲むといった薬の量です。また、薬の飲み合わせや食べ物の食べ合わせにも注意が必要な場合があります。

POINT 2

使用中の薬を保存するなら

密閉容器に入れて保存

錠剤や粉薬は、密閉容器に乾燥材を入れて保存してください。シートや袋から出してほかの容器に移し替えると効果が落ちる可能性があるのでおすすめしません。

「冷所保管」の場合は、冷蔵庫が最適です。「遮光保存」の場合は、光によって分解されやすい薬のため、暗い場所で保管しましょう。

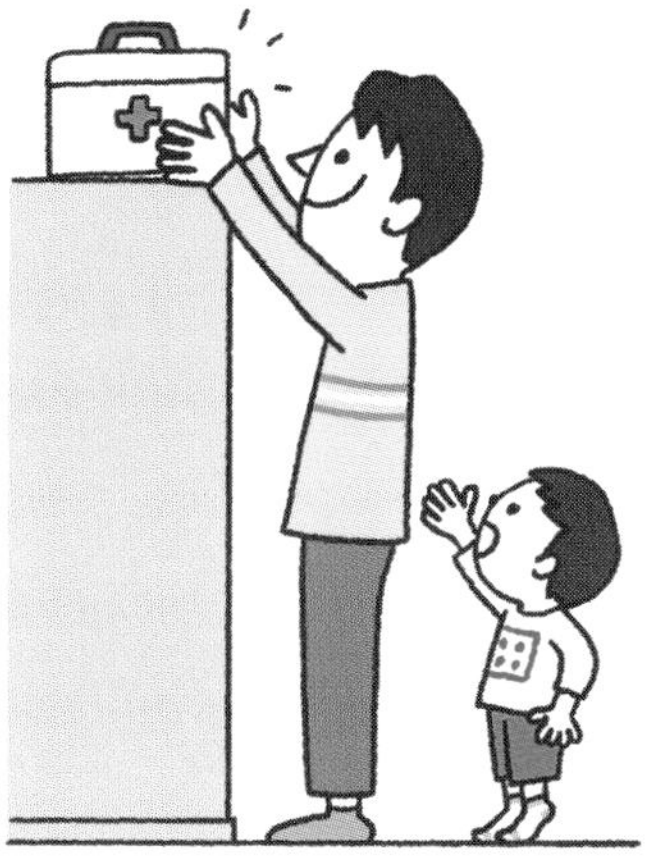

POINT 3

使用した薬があまったら

期限を守って使う

以前処方された薬が残っているから…と古い薬を使うのは危険です。薬には「使用期限」があるからです。

病院やクリニックなどで処方される医療用医薬品の期限は、未開封で3～5年。市販薬も使用期限があるので、それぞれ確認しましょう。シロップ剤や目薬は開封後に状態が変化することがあるので、使用期限は非常に短いです。

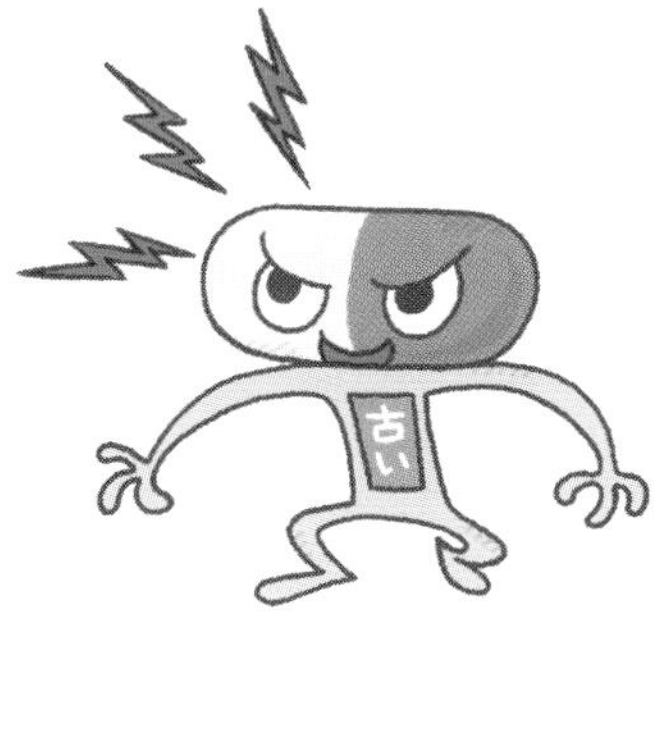

2 カビアレルギーを知っておこう

キッチンや洗面所、浴室などの水まわりにカビは繁殖します。浴室の壁などに黒い点のような形であらわれることもあれば、目に見えない形で空気中にただよっていることも。エアコンや加湿器のフィルターもカビの繁殖場所なので、きれいな空気を吸っているつもりでも、知らないうちに空気と一緒にカビを吸い込んでいる可能性があります。

症状が重くなって慢性化すると、呼吸をするのもつらくなり、改善するするまでに時間がかかります。部屋を換気して清潔に保つことが、カビアレルギー対策のカギです。

カビアレルギーのおもな症状

- 発熱
- せき、息切れ、気管支ぜん息
- 皮フのブツブツ、かゆみ、赤み、アトピー性皮フ炎
- 鼻水
- 目のかゆみ

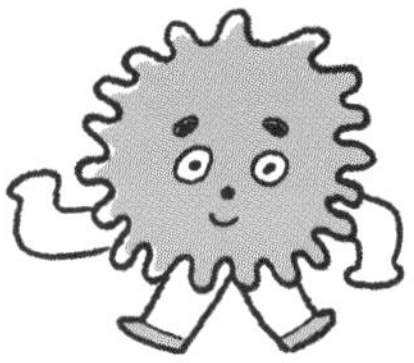

カビアレルギーとのつきあい方

一年の中でも梅雨の時期に注意

カビは、気温と湿度が高い環境が好きです。とくに梅雨の時期の6月～暑い夏の9月ごろにかけて大量発生します。カビが増える分、この時期はカビアレルギーの症状が悪化しやすくなります。わたしたちがカビを吸い込むリスクも高まるからです。

改善の第一歩はカビの除去

一部のカビアレルギーは、原因となるカビを避けることで症状が改善されます。カビの多い環境に行くと、症状をくり返す可能性があるので油断は禁物です。あまりにも症状がひどい場合は、転居、大掃除などの対策が必要です。症状の改善にはカビの除去が必須です。

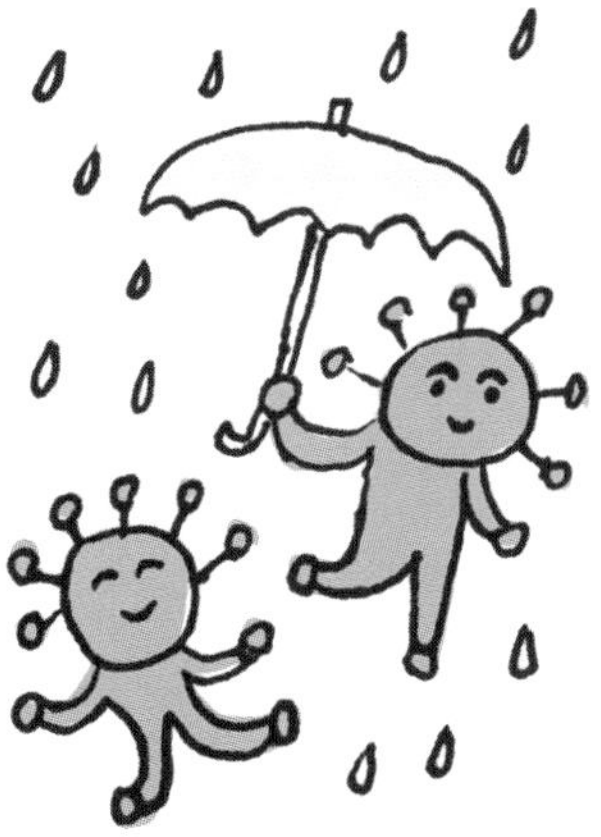

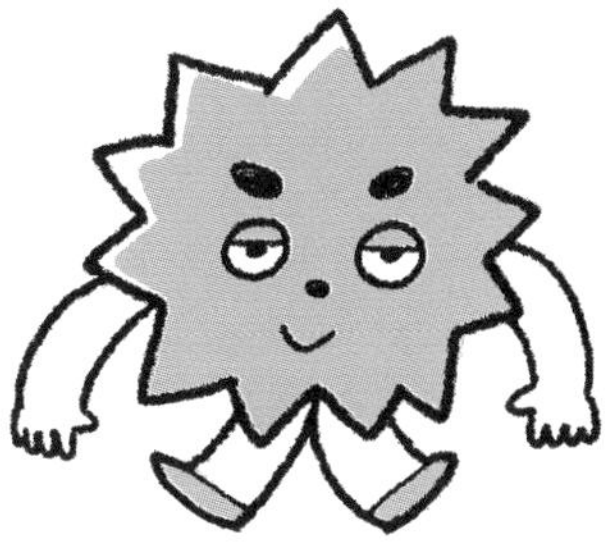

カビアレルギー①

黒カビ

アレルギーを知る

湿気が大好物の もっとも身近な家カビ

黒カビは、人のアカや汚れを栄養にして繁殖します。換気しにくい場所や結露しやすい場所であれば、どこでも繁殖します。とくに浴室はシャワーや湯船で見かけますね。それは、この空間の温度が20～35℃に保たれているため、黒カビの繁殖に最適だからです。

自宅で見かけるカビのなかで、黒カビはもっとも一般的な種類。黒カビは「クラドスポリウム」という名前で呼ばれることもあります。

黒カビは、気管支ぜん息などのアレルギーの原因になりえるので、夏や冬に多用するエアコンの中も除菌をするなど、清潔に保ちましょう。

こんな症状になるよ！

- 気管支ぜん息　など

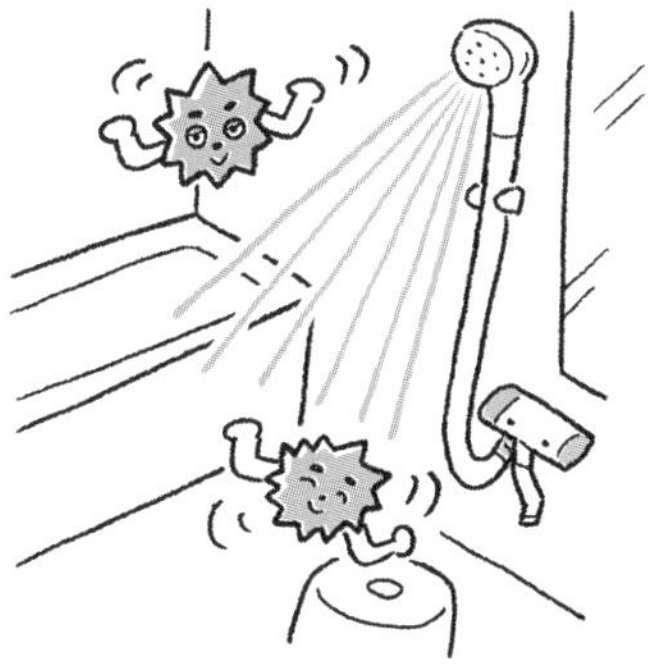

予防法を知る

黒カビには熱とアルコール！

黒カビは熱に弱いので、50℃のお湯をかけるとタンパク質が変化して死んでしまいます。浴室でカビの胞子が成長するまでに1週間～10日はかかるので、定期的にお湯を5秒ほどかけて清潔を保ちましょう。

また、黒カビはアルコールにも弱いので、除菌スプレーも効果的です。

見えない場所は専門業者の手を借りて

黒カビは熱やアルコールでも除菌できるので、目に見える場所は家庭で対策が打てると思いますが、手に負えない床下や天井裏などは、クリーニング専門業者の力を借りて家ごと掃除をするとよいでしょう。

Q 浴室の中で一番カビがいるのはどこ？

A 黒カビが繁殖しているのは、「エプロン」と呼ばれる浴槽の外側と外したパネルの内側と浴槽の間です。「エプロン」は、パネルの下に手をかけて手前に引くと取りはずせるタイプが多いです。

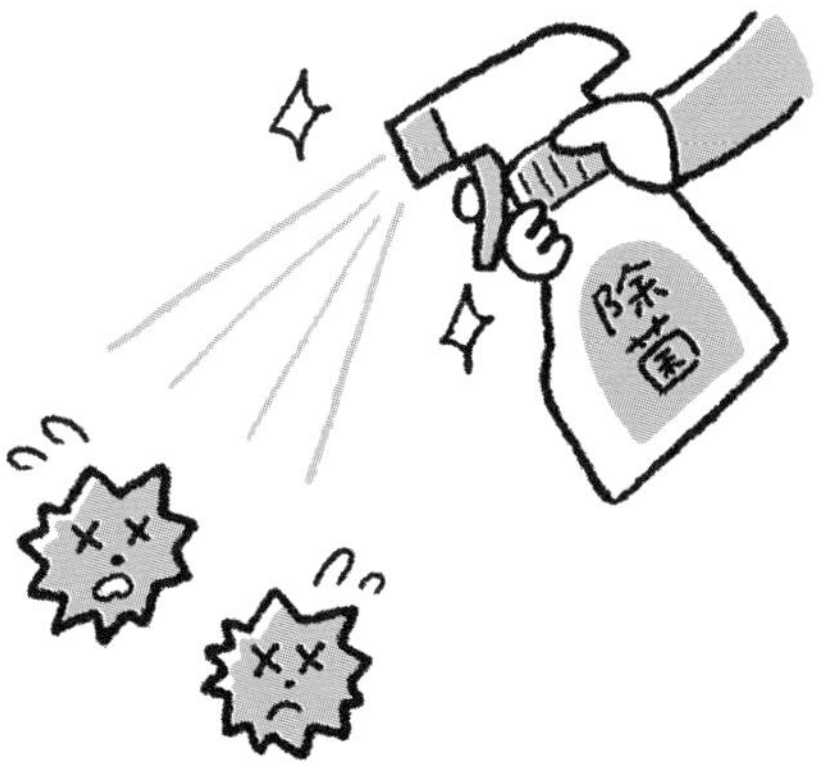

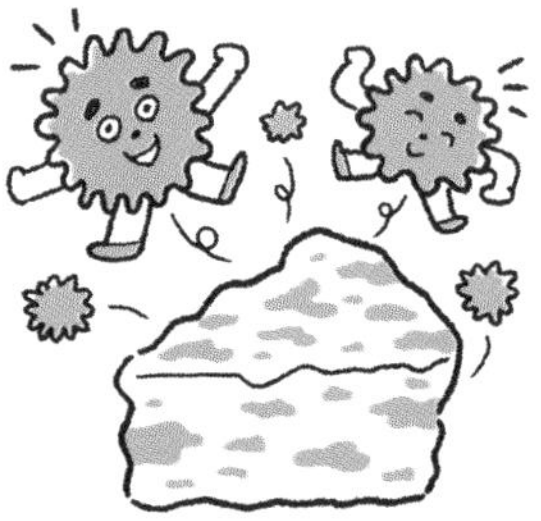

カビアレルギー②

青カビ 赤カビ

アレルギーを知る

食べ物にも使われる毒性のないカビ

チーズの発酵で知られる青カビは、わたしたちの生活に深い関わりがあります。

自宅の青カビは、室内の空気中をただよっているので、防カビ剤を含まないパンやお菓子、フルーツなどの食べ物に繁殖します。

青カビには毒性はなく、抗菌薬の原料となるペニシリンという成分を含んでいることでも知られています。ただし、青カビが繁殖しやすい環境は、食中毒を起こす危険性のある赤カビが増えやすい環境でもあります。

赤カビは、毒性の強いマイコトキシンという成分をつくるので、古くなったパンやごはんに赤カビが発生したときは、食べずに捨てるようにしましょう。

こんな症状になるよ！

- 気管支ぜん息など

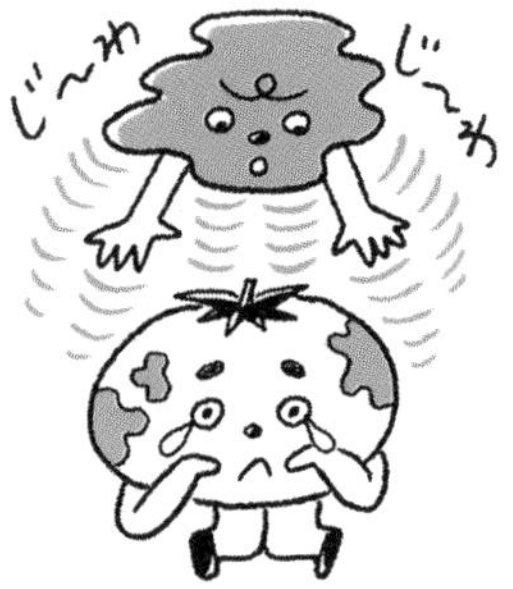

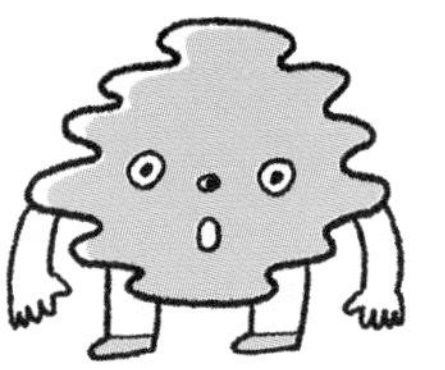

カビアレルギー③

すすカビ

アレルギーを知る

湿気の多い場所で繁殖する根強いカビ

すすカビは、枯葉や干し草など自然界に広く存在するカビです。家の壁や古本、浴室やトイレ、キッチンなど、湿度が高いところならどこにでも生息しています。清潔だと思いがちな冷蔵庫の中で繁殖することもあるので、野菜や果物などに発生しているかもしれません。

予防法を知る

換気をして、じめじめした空気を取り除こう

カビアレルギー全般にいえることですが、部屋中を換気をして湿度を下げ、清潔にすることが大切です。浴室、洗面所やキッチンなど、繁殖しやすい場所を中心に1日数回空気を入れ替えましょう。エアコンのフィルターや吹き出し口、内部もきれいに掃除しましょう。

こんな症状になるよ！

- 気管支ぜん息
- 上気道炎　など
  重症度の高い病気になることも

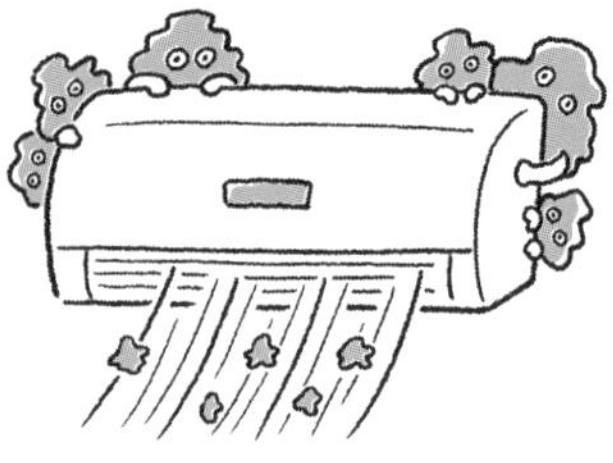

かぜと似た症状の副鼻腔炎になることも

副鼻腔内に存在する「カビ」がアレルギーの炎症に関与する病気もあります。すすカビはどこにでもいると安易に考えずに、アレルギーのもとをできるだけ取り除きましょう。

カビアレルギーコラム

カビの生体と共存のポイント

カビのフシギ1

そもそも「カビ」ってどんな生き物なの？

細菌と違って熱に強く、氷点下でも90℃の高温でも生き延びられるものもいるのがカビです。地球上には、約7万種類が生息しており、わたしたちの家の中だけでも、黒カビや青カビといった多くの種類のカビが生きているのです。

カビのフシギ2

どうして日本にはいろいろなカビがいるの？

湿気の多い場所が大好きなカビにとって、高温多湿の日本は居心地のよい環境です。日本の住宅は気密性の高い家が多く、室外の空気が室内に入りにくい分、室内の空気が外に逃げにくいので、カビが発生しやすいのです。

カビのフシギ3

カビは食べ物、薬にも使われている強い味方

カビは、ときにアレルギー疾患の原因になりますが悪者ばかりではありません。チーズや納豆などの食べ物や、細菌による感染症を治す抗菌薬の中には、カビの力を借りてつくられているものもあります。わたしたちの生活は、カビの助けによっても成り立っているのです。

カビのフシギ4

換気、掃除、湿度管理で室内のカビは撃退できる

カビを撃退するポイントは「換気」「掃除」「湿度管理」の3つです。1日に数回空気を入れ替え、カビを見つけたら消毒用アルコールで拭き取りましょう。室内の湿度は季節に関係なく40～60％を保てれば、カビ対策としては万全です。

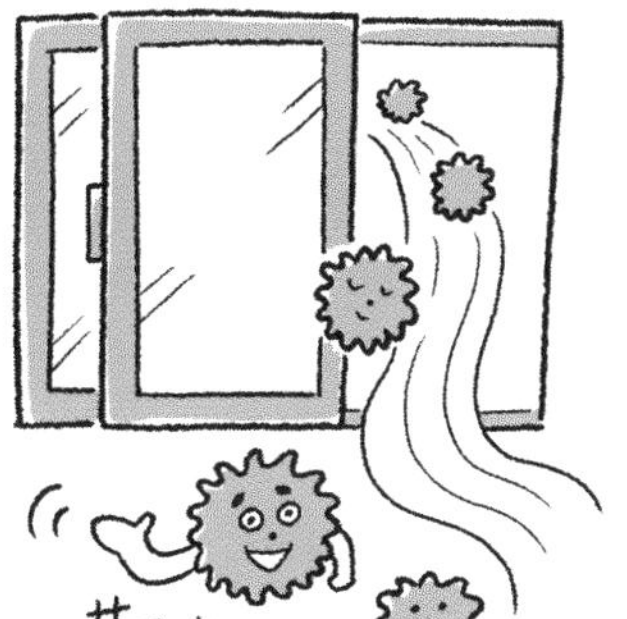

3 金属アレルギーを知っておこう

アレルギーの原因は金属から出た金属イオン

金属アレルギーというと、金属そのものでアレルギー反応が起こるイメージがありますが、アレルギー反応は「タンパク質」に対して起こるものなので、金属そのものにアレルギーが起こるわけではありません。

　金属アレルギーが起こる仕組みは、アレルギー金属から溶け出した金属イオンが、わたしたちの体内のタンパク質と結びつくことで「アレルゲンになるタンパク質」に変化することから起こります。そのため、肌に直接金属がふれるアクセサリーなどで反応が出やすいのです。

ニッケル、コバルト、クロムに要注意！

アクセサリーには、ニッケル、コバルトなどがよく使われています。アクセサリーを身につけて、皮フにブツブツや赤み、かゆみなどが出たら、金属アレルギーが疑われます。

　コバルトは化粧品に、クロムはキッチンのステンレスに、ニッケルはメガネやブラジャーといった形状記憶合金にも含まれ、どれも生活に密着しています。身につけていて症

こんな症状になるよ！

［皮フの一部にふれる場合］
- 皮フのかゆみ、赤み、むくみ、熱を持った感じ、痛みを感じる

［全身に症状が出る場合］
- 全身のかゆみ、倦怠感
- 手足のブツブツ
- 皮フのできものが治りにくい
- 口のなかがピリピリするような違和感
- 体調がすぐれない　　など

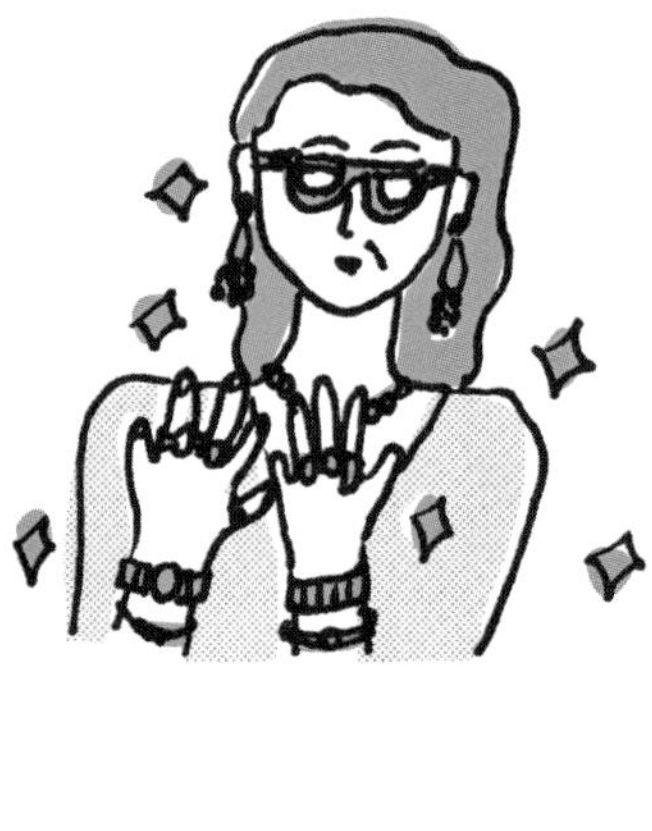

状があらわれたら、すみやかに金属製品をはずしましょう。

アレルギーを起こしやすい金属は身につけないように

金属アレルギーをもつ人の一番の予防方法は、アレルギー反応が起きる金属にふれないことです。

ネックレスや指輪、ブレスレット、ピアスやイヤリング、メガネのフレーム、ベルトなどの、皮フに直接ふれるアクセサリー類は身につけないことをおすすめします。長い時間肌にふれていると、アレルギー症状が出やすくなるからです。

歯科治療に用いられる金属にも注意が必要です。金属が含まれていないかぶせものを使うなど、お医者さんに相談をしてください。保険が適用されていないことも多いので事前に確認をするとよいでしょう。

どう予防したらいいの？

とくに汗をかきやすいときには金属製品を避けよう

アレルギーがある人は、汗のかきやすい夏場はとくに注意が必要です。ほかの季節よりも汗の量も多く、金属がイオン化しやすいので、いつもよりアレルギー症状があらわれやすい状況にあります。どうしても身につけないといけない場合は、その部分に汗がたまらないようにしたり、こまめに洗ったりするようにしてください。

腕時計やベルトの金具 女性用下着のワイヤーにも注意

時計のベルトのように、手首に巻く部分は皮革製品でも、金属の留め具が使われている場合は、アレルギーの原因になります。チタンが使われている製品もありますが、装身具やメガネなども要注意。下着のワイヤーやワイシャツの形状記憶合金などの金属にも反応が出ることがあります。

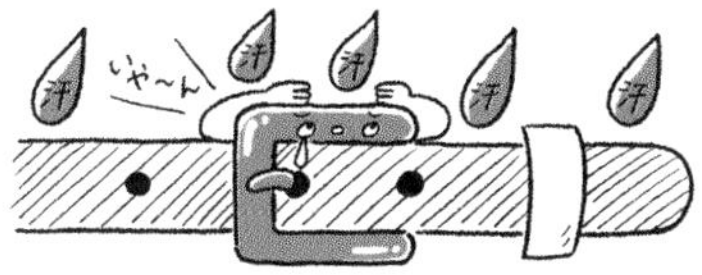
いや〜ん
汗
汗
汗
汗
汗

アレルギーになりにくいものに換える

金属の中でも、貴金属といわれる金や銀、歯科医療で使われるチタン。宝飾品に用いられる金・プラチナ（白金）は、アレルギーが起きにくい金属なので、覚えておくと安心です。

病院で「パッチテスト」を受けて診断してもらうと安心

症状が気になる人は、検査をおすすめします。皮フ科やアレルギー科、小児科などで「パッチテスト」という方法で検査をすることができます。パッチテストとは、原因として疑われる金属が含まれている液体などを皮フにつけ、48時間後と72時間後に皮フの状態を確認する検査です。皮フに赤みやブツブツなどのアレルギー反応が出ているかどうかで判断します。

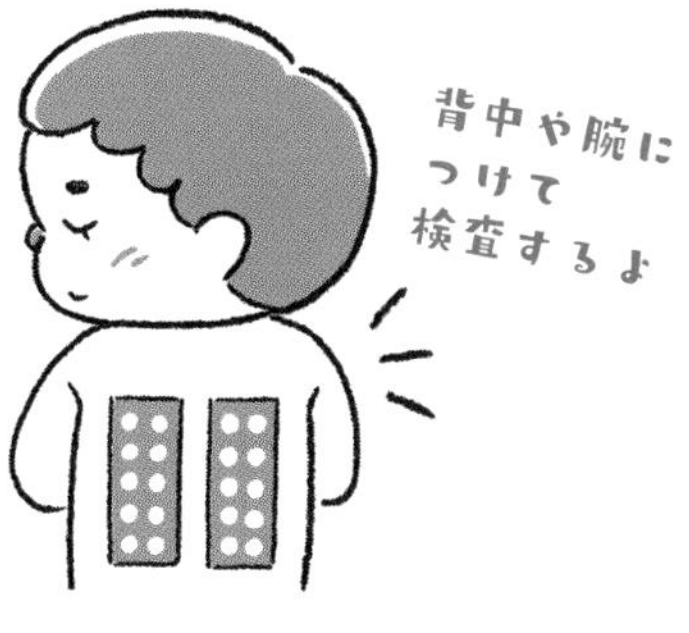
背中や腕につけて検査するよ

4 ラテックスアレルギーを知っておこう

ラテックスタンパク質にふれると症状が出る

天然ゴムのアレルギーは一般的にラテックスアレルギーといわれています。天然ゴムに含まれるラテックスタンパク質にふれることで、ふれた部分の皮フに赤みやかゆみ、じんましんなどの炎症を起こすアレルギーです。

大人だけでなく幼児期に症状が出ることもあるので、風船をふくらませて皮フがかゆくなったり赤く腫れてきたりしたら、お医者さんに診てもらいましょう。

クリ、バナナ、アボカド、キウイフルーツなどの果物と交差抗原性（→59ページ）もあるので、ラテックスアレルギーのある人は要注意！

天然ゴム製品を使わないように

一番の予防方法は、天然ゴム製品を使わないことです。炊事や洗濯などで使うゴム手袋や文房具、スポーツ用具、おもちゃなどにも使われているので、製品の品質表示のチェックを忘れないでください。

こんな症状になるよ！

- じんましん
- 皮フがかゆくなる
- 皮フが赤く腫れる
- 皮フに水泡ができる
- 鼻炎
- 気管支ぜん息が起きる
- アナフィラキシーショックが起きることも

こんな製品に要注意！

- 家庭用手袋
- 輪ゴム
- 風船
- おしゃぶり
- コンドーム
- 医療用チューブ（カテーテル）など

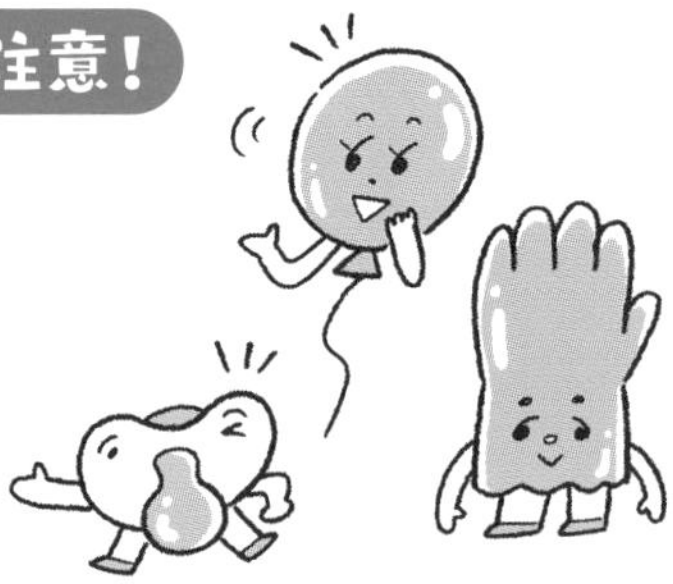

今井先生ワンポイント！

手術を受ける前にアレルギー申告を忘れずに

ケガや病気などで手術を受ける場合は、担当のお医者さんに自分がラテックスアレルギーであることを伝えましょう。医療器具やグローブなどは天然ゴム素材のものがあります。

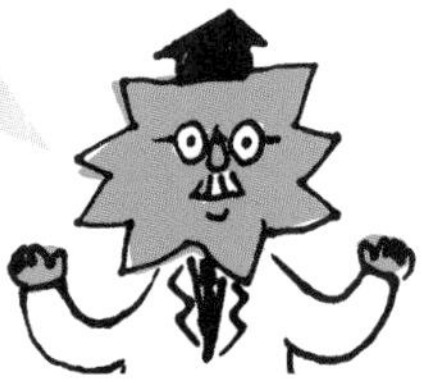

Q 皮フが弱い人がなりやすいアレルギーですか？

A ゴム手袋から溶け出したタンパク質が皮フから入り込んで、アレルギー反応を起こす抗体をつくってしまうことがあります。そのため、ラテックスに接触する機会が多い場合や皮フのバリア機能が弱っていると、ラテックスアレルギーが起きやすくなります。

5 昆虫アレルギーを知っておこう

昆虫アレルギーは、ハチや蚊に刺されて皮フから侵入する場合と、フンや死がいを吸い込んで症状が出る場合があります。

刺されると、皮フ症状などさまざまな症状が出て、死がいを吸い込むと気管支ぜん息やアレルギー性鼻炎などが起きる場合があります。

ゴキブリは屋内の昆虫アレルギーの代表格で、死がいやフンが細かい粒子となって浮遊し、それを吸い込むことで症状があらわれます。

子どもは、大人が思いもよらない場所に指や手を入れます。そこに昆虫がいることも多いでしょう。刺されていなくても、外から帰ってきたら、手洗いとうがいを小さなころから習慣づけさせましょう。

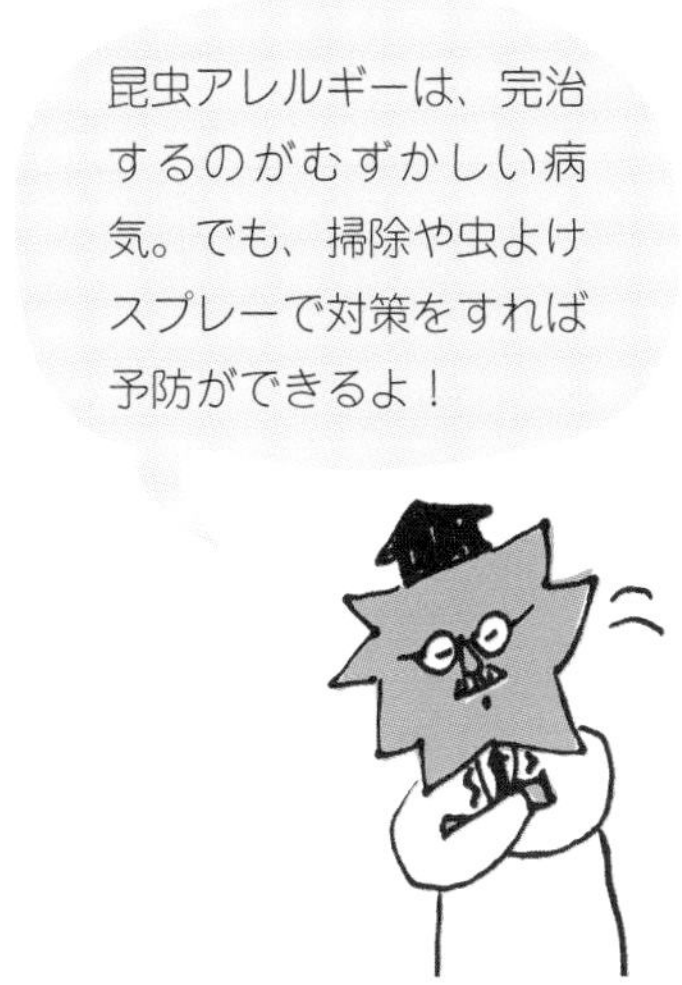
昆虫アレルギーは、完治するのがむずかしい病気。でも、掃除や虫よけスプレーで対策をすれば予防ができるよ！

昆虫アレルギーのおもな症状

- 皮フのかゆみ、腫れ、皮フ炎
- 気管支ぜん息
- アレルギー性鼻炎　など

昆虫アレルギーとのつきあい方

アレルギー症状が出る季節に注意

ゴキブリは、夏を中心に1年を通して症状が出やすいですが、そのほかの昆虫アレルギーはアレルゲンが増える春と秋にかけてアレルギー症状が起きます。春や秋になると鼻水やせきが出るなど、季節によってアレルギー症状が出る場合には、昆虫アレルギーの可能性もあるので、お医者さんに相談してみましょう。

昆虫ごとに対策を考えよう

昆虫によって予防法も対策もさまざまです。ハチは巣に近づかず、白っぽい服を着たり帽子をかぶったりするなど、服装に気をつけましょう。蚊ならば、虫よけスプレーや蚊取り線香などが有効です。蛾やゴキブリには、掃除や洋服の洗濯のほか、食品を保存容器に入れるなどして、寄りつかないように対策しましょう。

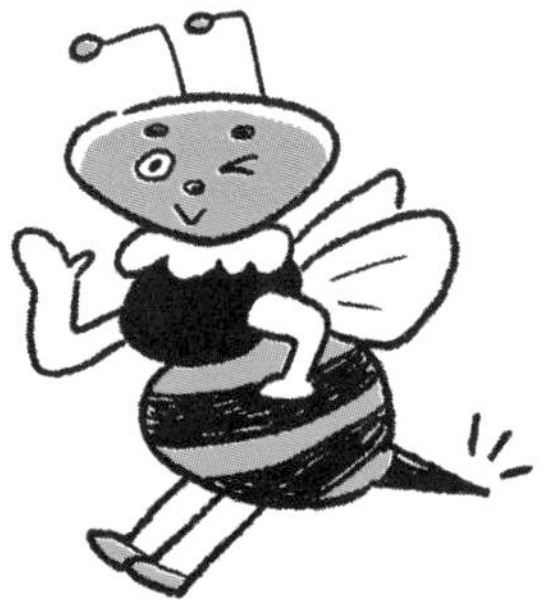

昆虫アレルギー① ハチ

アレルギーを知る

アナフィラキシー症状を起こす危険度が高い虫

ハチは、おしりの針に毒をもつため、アレルギーの有無に関係なく刺されると危険です。

ハチアレルギーのない人は、かゆみや痛みが数日続きますが、重症なアレルギーがある人は刺されるとアナフィラキシーショックが起こる可能性もあります。

わたしたち人間を刺す習性があるハチは、おもに3種類。スズメバチ、アシナガバチ、ミツバチです。

ハチの住みかがあるのは、山や森のため、林業や農業を仕事とする人、スポーツやレジャーなどで山間部に出かける人たちは、刺されないように充分に気をつけましょう。

こんな症状になるよ！

- 皮フ炎
- 嘔吐
- アナフィラキシーショックなど重症度の高い病気になることも

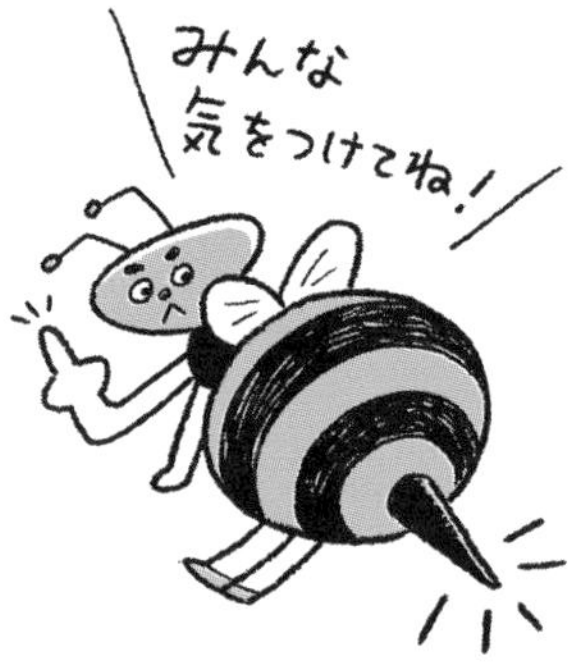

予防法を知る

ハチに近づくと防衛本能を刺激する

ハチが人間を刺すのは、自分たちの巣を守ろうと防御するからです。ハチが近づいてきたら、ゆっくりその場から離れましょう。ハチの巣を見つけたら刺激せず、近づかないでください。

野外では、白地の明るい服装を

ハチは、黒っぽい色や甘い香りに引き寄せられる傾向があります。山や森、夏のレジャーなどで野外に出るときは、白っぽくて明るい色の衣類で肌を覆うようにしましょう。また、髪の毛の黒っぽい日本人は、明るい色の帽子をかぶるようにするとよいでしょう。

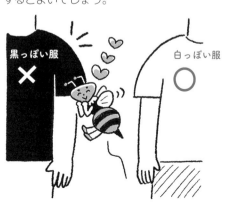

Q アドレナリン自己注射薬はいつ使う？

A ハチアレルギーをもっている人の中で、「アドレナリン自己注射薬」を処方されている人は、医師の指示通りに注射をしてください。

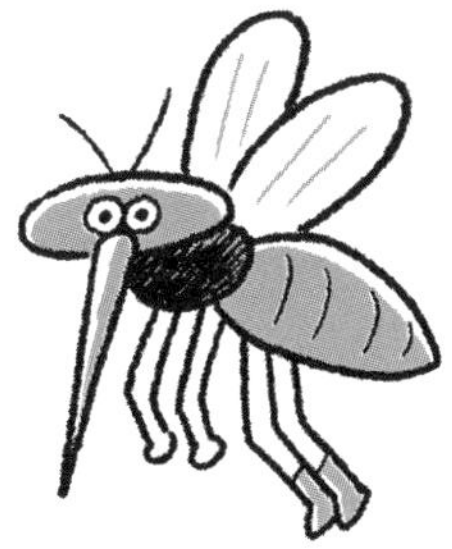

蚊《か》

昆虫アレルギー②

アレルギーを知る

皮フ症状が長引くならアレルギーかも

蚊は、二酸化炭素や汗のにおい、体温に反応して近づいてくるといわれています。

蚊に刺されるとかゆみを感じたり、肌をかくことで余計に腫れたりすることも。数時間でかゆみや腫れが引く人もいれば、10日間以上も症状が長引く人もいます。長引く場合は、蚊のだ液腺から出る物質によるアレルギー反応です。

いつまでもかゆみや腫れの症状が消えないのは、アレルギー反応がくり返し起こっているからです。蚊アレルギーの疑いがある人は、蚊が活動する夏前に予防法を考えましょう。

こんな症状になるよ!

- かゆみ
- 腫れ　など

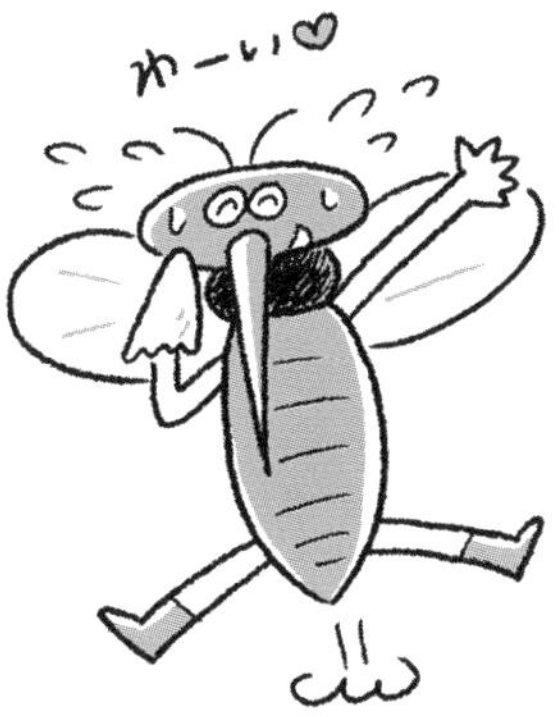

予防法を知る

虫よけスプレーは数時間おきに塗り直そう

虫よけスプレーは、肌だけでなく衣類に吹きつけるのも効果的です。肌は汗でスプレー剤が流れ落ちるので、蚊が多い場所では数時間ごとに塗り直してください。

蚊を叩いたら、皮フについた蚊の体液をきれいな水で洗い流しましょう。

蚊が媒介する感染症にも要注意

海外に生息する蚊の中には、日本脳炎やマラリアなどの重い病気の原因となる病原体をもつものも。海外との交流が盛んな昨今では、日本人の感染例も報告されています。

Q 赤ちゃんのお肌は蚊からどう守る?

A ベビーベッドの上や布団のまわりに蚊帳を吊るしたり、体に害のない線香タイプの殺虫剤を使ったり、空気清浄機や除湿機などを置いて、蚊が好む環境をつくらないように心がけましょう。蚊に刺されたら、ぬるま湯などできれいに洗ってから薬をつけるようにしてください。

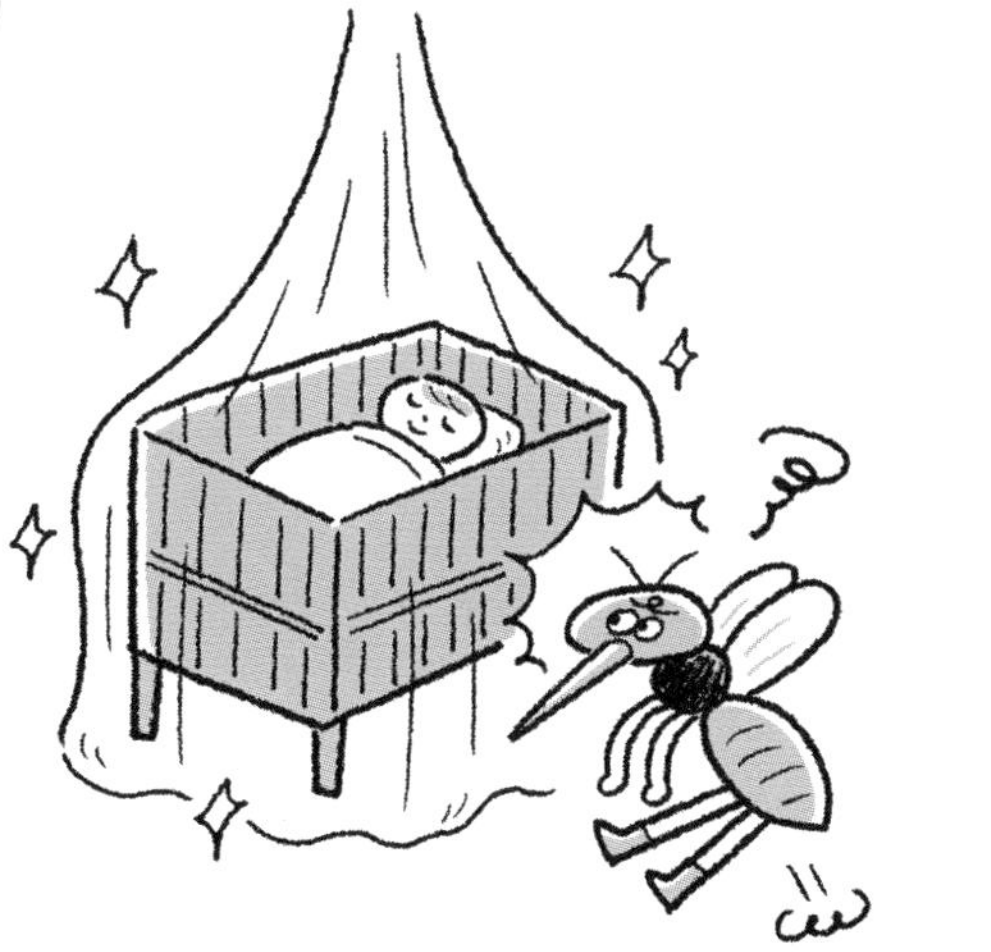

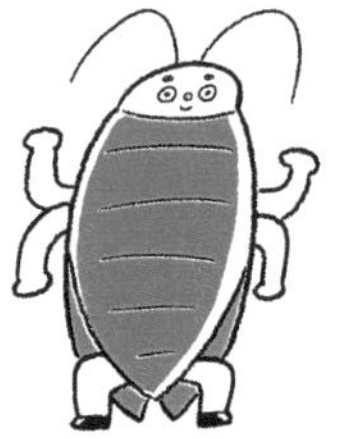

昆虫アレルギー③

ゴキブリ

アレルギーを知る

死がいやフンがアレルギーの原因に

日本に生息するゴキブリは、なんと約50種類！　その中でも、家に侵入してくるのは、おもにヤマトゴキブリ、クロゴキブリ、ワモンゴキブリなどです。

ゴキブリアレルゲンは、ゴキブリの体、脱皮した殻、フンなどに含まれています。これらが細かい粒子となって室内に浮遊し、空気と一緒に吸い込むことで、気管支ぜん息やアレルギー性鼻炎などを引き起こすのです。

日本は、EUやアメリカなどに比べると患者数は少ないといわれていますが、ゴキブリは不快な上に繁殖力が強いので、アレルギーをもっていなくても、こまめに掃除をして部屋を清潔に保つようにしましょう。

こんな症状になるよ！

- 気管支ぜん息
- アレルギー性鼻炎　など

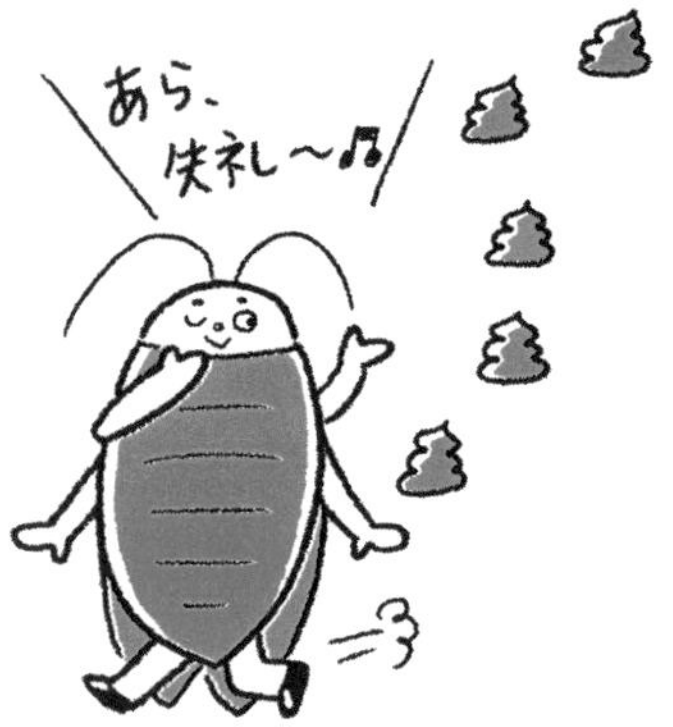

予防法を知る

ゴキブリが住めない清潔な環境をつくる

ゴキブリは雑食なので、水や油、生ゴミが多いところを好みます。暗くて湿気の多い場所（植木の下、ダンボールのすき間など）に産卵します。レンジまわりやシンク汚れを清潔にするなど、ゴキブリが好むエサを減らすための環境整備をしましょう。

すき間のある木造の建物も侵入しやすい場所といえます。アレルギーがある人は、ゴキブリ対策をしっかりするか、住み替えを予定しているなら、木造以外のつくりを考えましょう。

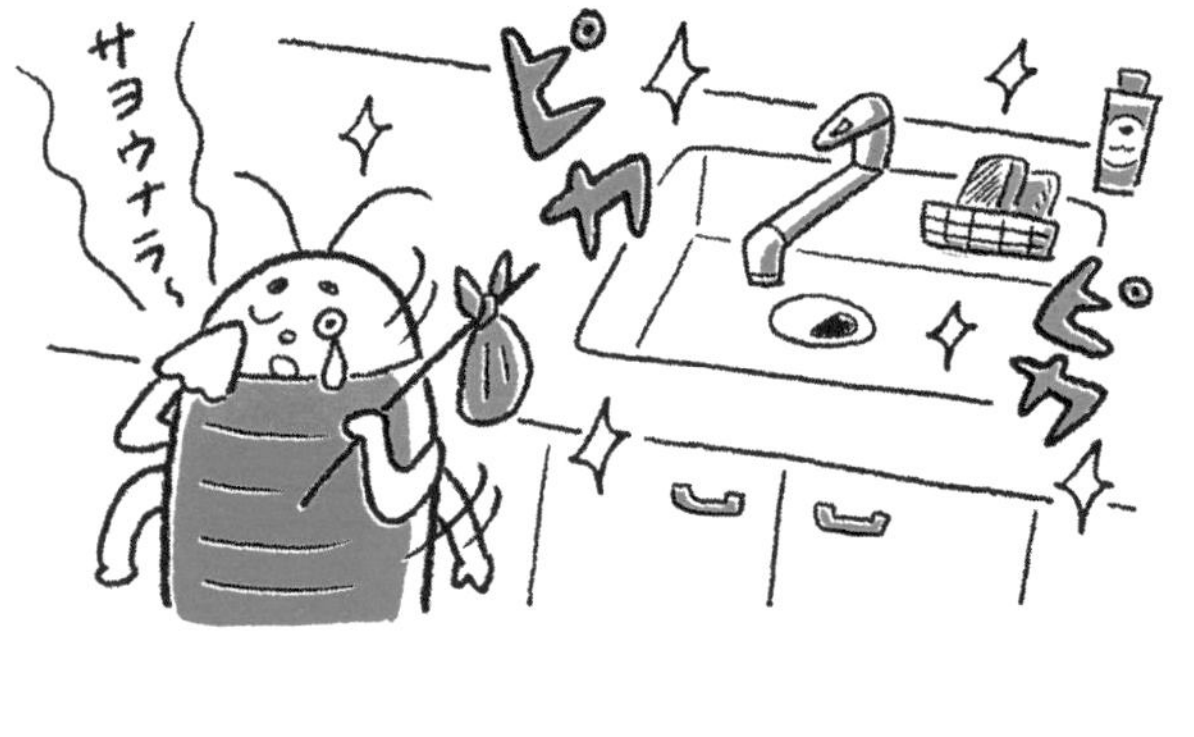

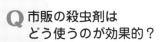

Q 市販の殺虫剤はどう使うのが効果的？

A 殺虫剤を効果的に使用するには、まず生活環境をととのえることです。ゴキブリ駆除用の市販の殺虫剤は数多くありますが、掃除があってこそ効果が期待できるというものです。

昆虫アレルギー④ 蛾《が》

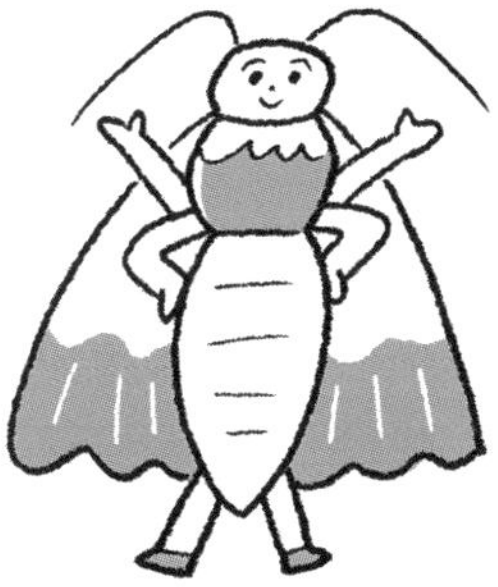

アレルギーを知る

蛾の中には屋内で孵化《ふか》する種類も

蛾は、街灯や家の照明などの光に反応して集まる習性があります。外で生息する生き物と思われがちですが、じつは屋内で孵化《ふか》することもあります。

家の中で出る種類は、おもにメイガ、イガです。メイガは食品まわりに、イガは衣類に発生します。

蛾アレルギーのアレルゲンの発生量は、夏から秋にかけて多く見られます。室内のハウスダストからも検出されることがあるので、蛾の発生を見逃さないように注意しましょう。

こんな症状になるよ！

- 気管支ぜん息
- アレルギー性鼻炎　　など

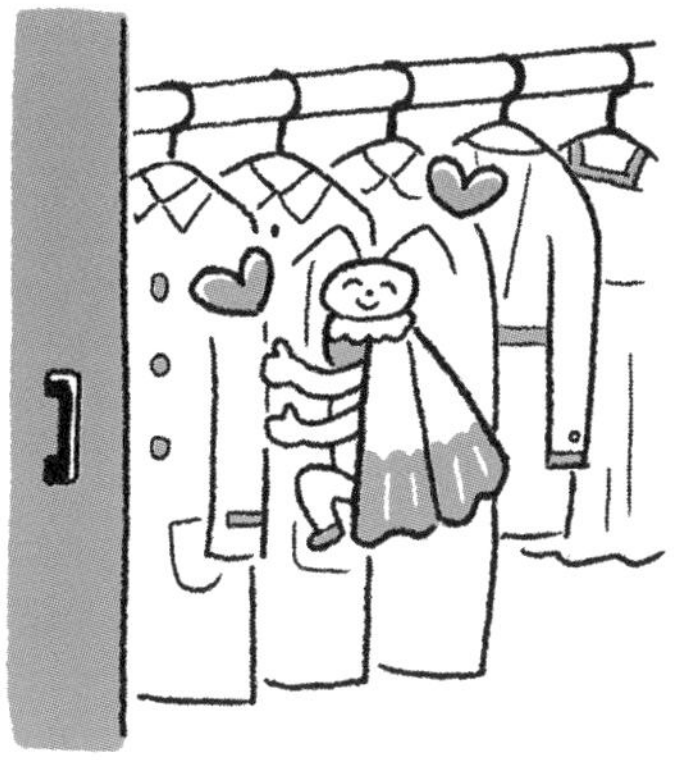

予防法を知る

キッチンまわりやリビングを中心に掃除を

メイガは穀物などに発生するので、食品は密閉性の高い容器に保存しましょう。

イガは衣類やクローゼットで孵化《ふか》します。クローゼットは奥まで掃除し、衣類は洗濯してから収納してください。光にも寄るので照明機器を定期的に掃除しましょう。

夜行性の蛾は見つけにくいことも

カサカサと音を立てて動く同じ夜行性のゴキブリに比べ、蛾の場合は羽音を立てずに飛ぶため、気がつきにくいものです。死がいに気づいたら、取り去りましょう。

Q 照明に集まってきてそのまま死んだ蛾はどこへ行くの？

A 照明に引き寄せられて集まってきた蛾は、死ぬと窓のさんやベランダの隅にたまっていることがあります。窓辺も忘れずに掃除しましょう。

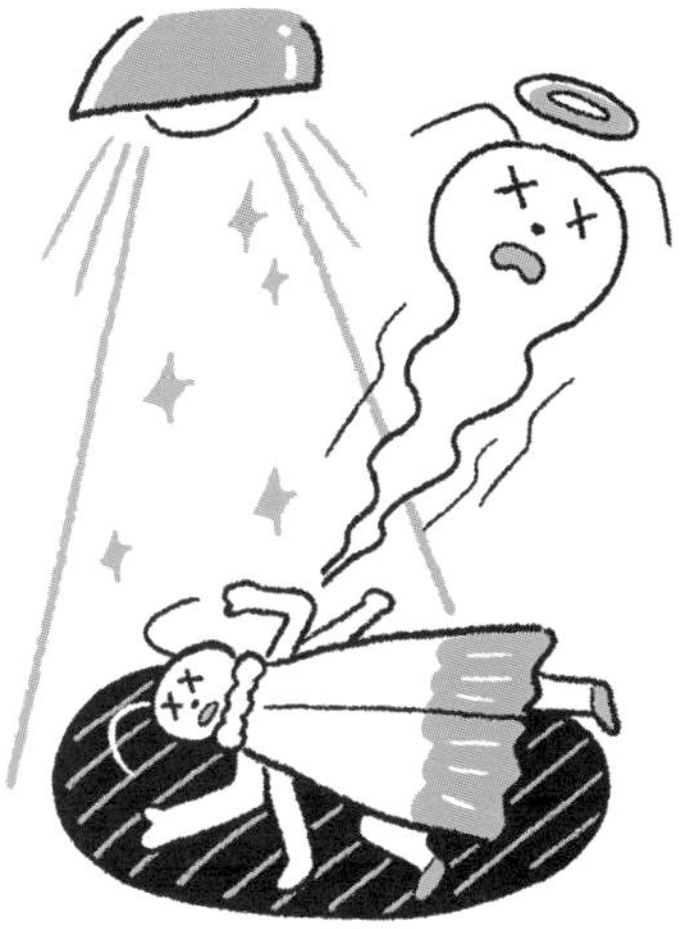

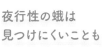

第4章

子どものアレルギーを6つの症状別に見てみよう

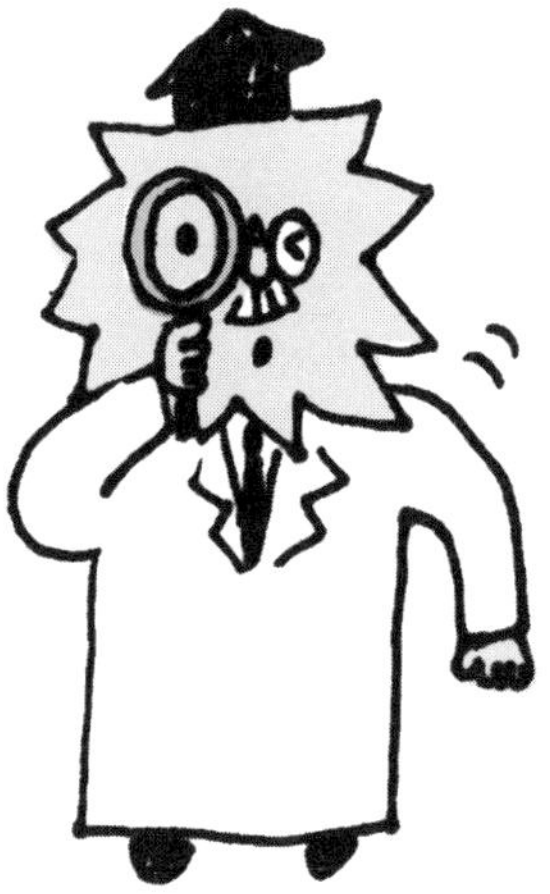

アレルギーが起こると全身に症状があらわれることがあります。どの部分にどのように出るのか、器官別に見ていきましょう。

症状とは?

アレルギー症状は、患者によって症状の出かた、出る部位が異なります。皮フの症状では、かゆみやじんましんが出たり、皮フが赤くなったりします。ほかにも消化器系や呼吸器系の症状があらわれたり、いくつかの症状が同時に出たりと個人差があります。

全身にアレルギー症状が出る「アナフィラキシー」は、生命に危険がおよぶ状態にもなりうるので、すみやかな対応と適切な治療が必要です。

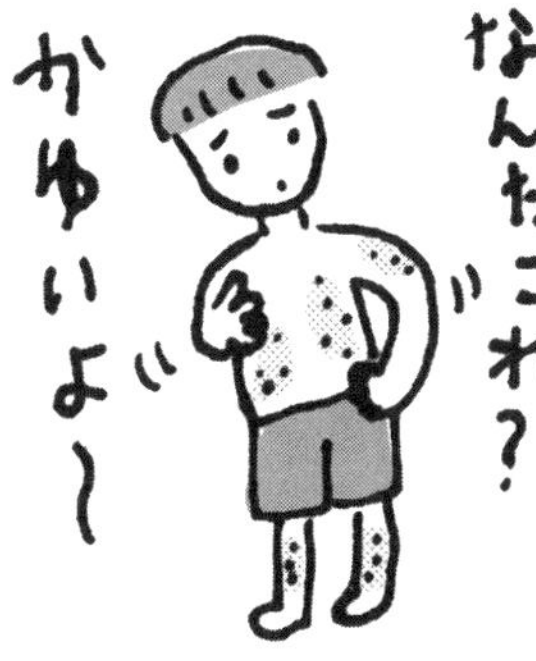
なんだこれ?
かゆいよ〜

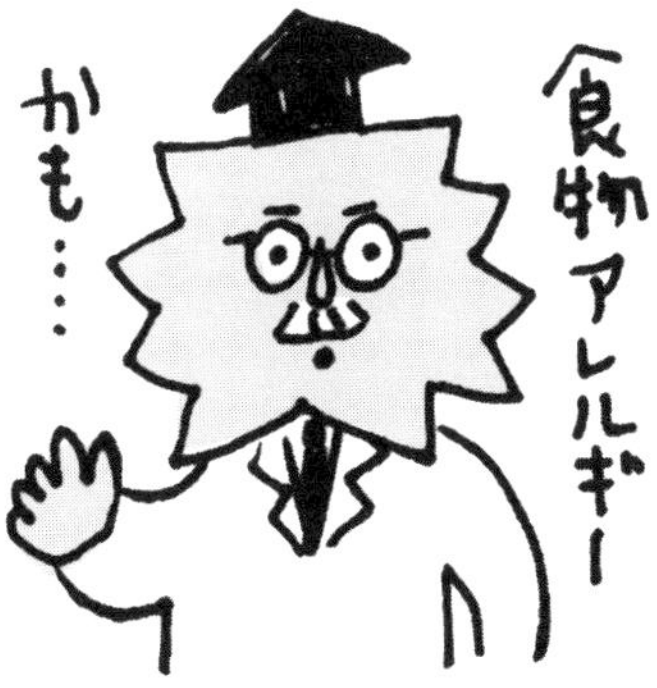
食物アレルギー
かも…

疾患とは?

人によって症状のあらわれる器官がまちまちなのが、アレルギー疾患です。ひとくちにアレルギー疾患といっても、アトピー性皮フ炎、気管支ぜん息、食物アレルギー、アレルギー性鼻炎などがあります。アレルギーは、食べ物やダニ、ハウスダスト、花粉などに体の免疫システムが過剰に反応して起こります。

小さな子どもは症状を上手に言葉にできない

子どもと大人では、同じアレルギー疾患でも症状の出かたが違います。さらに、自分の困っていることをまわりの人に言葉にして伝えられるかどうかも異なるところです。

乳幼児はアレルギーを発症しやすいものですが、子どもは「ぼく・わたしにはアレルギーがあります。こんな症状が出ました」とお医者さんにうまく伝えられないことがほとんどです。そんなときは、まわりの大人がアレルギーの症状や疾患について正しい知識を身につけて、本人の異変に早めに気づいてあげるようにしましょう。

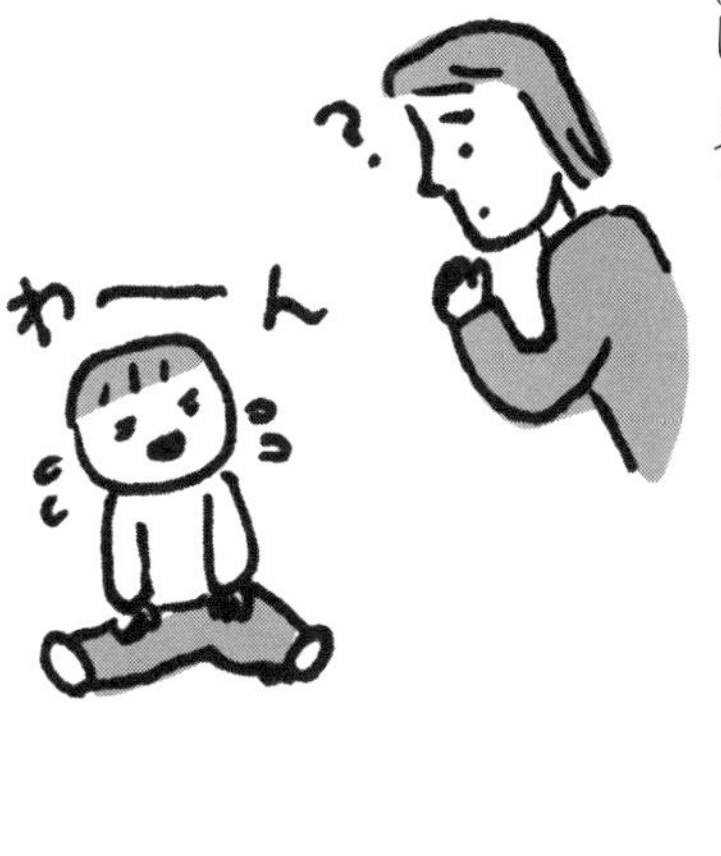
?
わーん

1 皮フの症状

子どもの皮フは外からの刺激を受けやすい

子どもの皮フは、大人の皮フに比べて薄くてやわらかく、肌を守るバリア機能が充分ではありません。そのため、紫外線やホコリなど外からの刺激を受けやすいといわれています。

とくに乳幼児は、汗やよだれなども皮フに刺激を与える原因のひとつ。これらが、皮フにふれると皮フが赤くなったり、発疹が出たりすることがあります。

肌にふれた刺激だけでなく、アレルギーにより皮フの症状が出ること

丘疹《きゅうしん》

皮フから半球状や扁平状に盛り上がった病変です。赤くブツブツしたものが多く、おおよそ直径１センチ以内の状態です。真ん中に小さな水泡をともなうことがあり、ひっかくと水が出てきます。

かゆみ

発疹や赤みにともない、かゆみが出ることが多くあります。アレルギー反応によるかゆみの場合には、長く続くこともあります。かゆい箇所をかいてしまうと傷ついた皮フから細菌が入って、化膿してしまうことがあるので注意が必要です。

乳児は顔を中心に出ることが多い

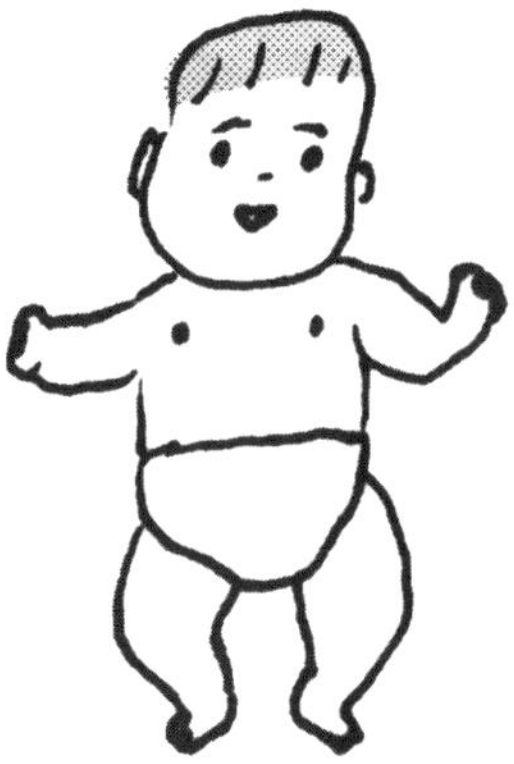

耳

風通しがよくなく、汗やホコリもたまりやすい耳の後ろの部分に発疹が出る

首のつけね

風通しがよくなく、汗やホコリもたまりやすい首のくびれ部分に発疹が出る

口のまわり
（乳児期に出やすい）

・口のまわりが赤くなる
・口のまわりにブツブツと発疹が出る

★これはアレルギー性だけでなく、おっぱいやミルク、離乳食やよだれなどでかぶれる「接触皮フ炎」の場合もある

もあるので、どんなときに反応があらわれたのかをメモしておくようにしましょう。

アトピー性皮フ炎とほかの皮フ炎は違う

生まれてまもない赤ちゃんや幼児期の子どもに湿疹ができると、「アトピー性皮フ炎では」と心配になるお母さんも多いと思います。

アトピー性皮フ炎は、赤み、かゆみなどがあり、一度は治りますが、症状をくり返すのが特徴です。症状が気になったらあわてず、一度受診をしてみましょう。

むくみ

むくみは、皮フが腫れぼったくなる症状です。起こる理由はさまざまで、アレルギー性のむくみもあります。数分から数時間のうちにおさまることが多いです。

じんましん

皮フが赤く、蚊に刺されたような盛り上がりのある状態をじんましんと呼びます。じんましんの多くは、24 時間以内におさまります。強いかゆみがあり、いろいろな形で皮フにあらわれます。

赤み

皮フが赤みを帯びることがあります。アレルギーの原因となる物質に直接皮フがふれることで赤みが出る場合や、食べ物や薬を口に入れたあとに皮フに症状が出る場合などがあります。

幼児～学童期は全身に出る

頭や顔

頭やおでこなどに赤い発疹が出て、ときにただれる

★かきむしってしまうと悪化するので、症状が出たら手袋などでガードするとよい

目のまわり

（幼児～学童期に出やすい）

- 赤くなる
- かゆくなる
- 目やにが出ることもある

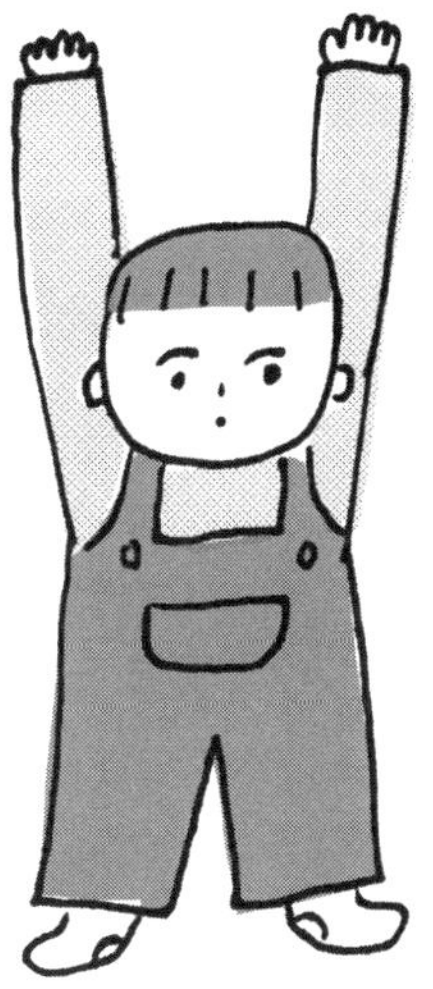

上半身

胸やおなかなどに、赤いブツブツが出やすい

こすれる部分

じんましんは全身にあらわれる

じんましんは皮フがこすれる場所に出やすく、アトピー性皮フ炎も皮フがこすれる場所に出ることがある

- 太ももの内側
- ひじやひざの裏側
- わき

こんなことに気をつけて！

かゆみが生じると乳幼児はどうしてもかいてしまうので、皮フが乾燥しないようにクリームなどをかならず必要量しっかり塗って、毎日保湿を心がけましょう。

2 粘膜の症状

口内のイガイガ、かゆみ、くちびるの腫れなど

粘膜の症状は、くちびるが腫れるなど、ひと目で確認できるものと、口の中やのどのイガイガといった視覚的に確認できないものに分かれます。目で確認のできる粘膜症状は命に危険がおよぶことは基本的にありません。

しかしパッと見て確認できないのどの奥のむくみなどは、ときに息ができなくなるような状態につながる危険性もあります。子どもが症状を説明できないことも多いため、注意が必要です。

のどの違和感・かゆみ

のどのイガイガやチクチク、かゆみの症状が出ることがあります。耳の奥がかゆいと感じる人もいます。

口の中の違和感・くちびるの腫れ

アレルギーの原因となる食べ物を食べたあとに、口の中がイガイガしたり痛みを感じたりすることがあります。まれに、くちびるや舌が腫れることもあります。

耳

・耳の奥のほうがかゆくなってくる

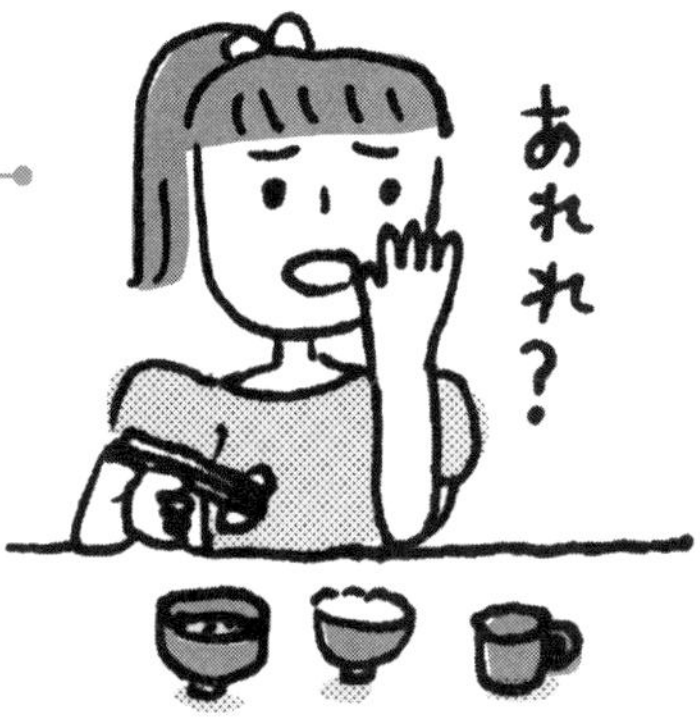

くちびる、舌

・くちびるがかゆくなる
・くちびるや舌が腫れる

のど

・のどの奥がイガイガする
・のどがかゆくなる

目のまわりや目の中にも異変が起きる

アレルギー性の症状で顔全体が腫れることもありますが、まぶたや目の下あたりが赤く腫れやすくなります。目自体にもかゆみや充血、むくみなどの結膜炎が起きることがあって、症状が長く続くようなら、花粉症やハウスダストアレルギーも疑ってみましょう。

今井先生ワンポイント!

目はウイルスや細菌なども入りやすいので、目やにがとても多いとか、ゼリー状のものが出てきたなど、いつもと違う様子が見られたらすぐに医師に相談を。

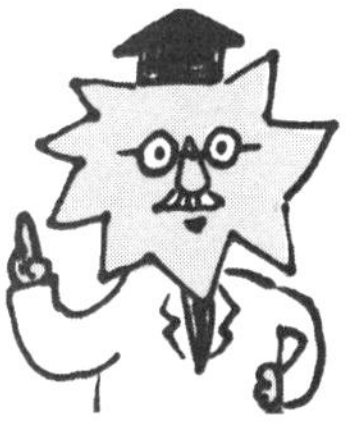

目や目のまわりのかゆみ

かゆみは、目そのものや目のまわりにあるまぶたなどに出ることがあります。アレルギーの原因となる物質が直接目の粘膜に触れることでかゆみが出る場合と、全身のアレルギー反応のひとつとして目の症状が起こる場合があります。

目の充血《じゅうけつ》・白目のむくみ

白目の部分が赤色になることがあります。そのほか、白目の部分がゼリーのようにブヨブヨに腫れることも。いずれもアレルギーで起こる可能性があります。

そのほかの症状

- 涙がたくさん出る
- 目やにが出る

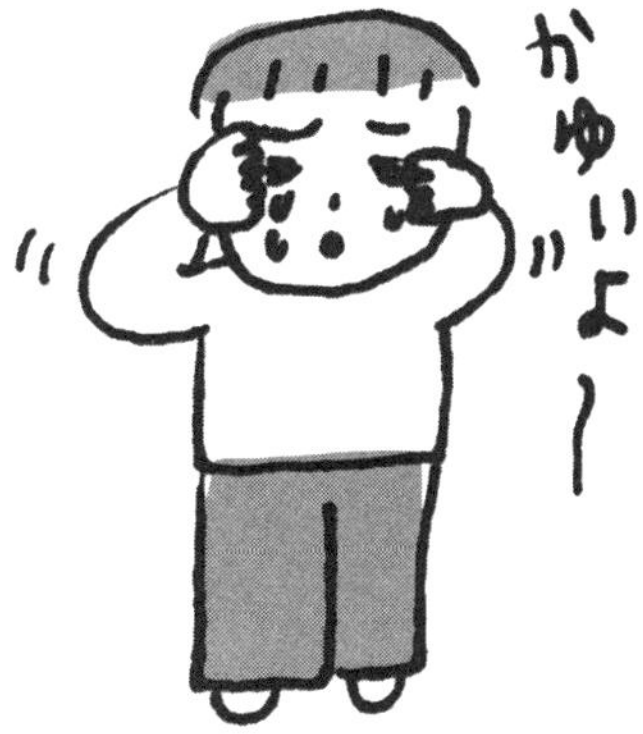

目や目のまわり

- 目のまわりが赤い
- 目がかゆい
- まぶたがかゆい

など

充血、白目のむくみ

- 白目の部分が真っ赤になる
- 白目の部分がゼリーのようにブヨブヨに腫れる

こんな症状もすぐに病院へ

目の上（まぶたなど）が腫れて盛り上がっていたら要注意！　炎症が強い証拠です。放っておくと白内障などの合併症が起こることがあります。

アレルゲンが鼻の中につくと鼻炎症状があらわれる

口の中と同じように、鼻の粘膜もアレルゲンが付着しやすい場所です。空気中に漂っているアレルゲンを吸い込んだり、アレルゲンがついた手で鼻をこすったりすると、反応してさまざまな症状が出ます。

今井先生ワンポイント！

子どものアレルギー性鼻炎は、幼児期から学童期に多く見られ、アトピー性皮フ炎や気管支ぜん息を一緒に発症することもあります。アレルギー性鼻炎の治療がうまくいかないと、中耳炎や副鼻腔炎が起きることがあるので注意が必要です。

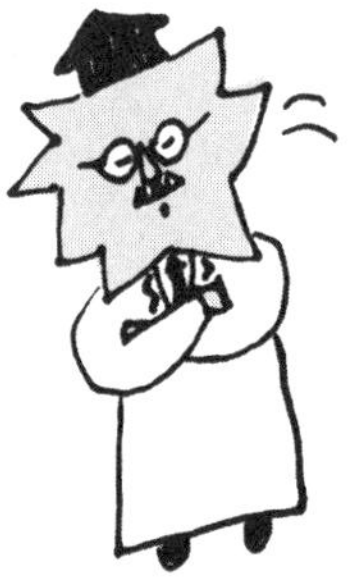

くしゃみ

アレルギーの症状のひとつとして、くしゃみが出ることがあります。くしゃみ以外に鼻水、鼻づまりも同時に出ることが多いです。

鼻のかゆみ

アレルギーの原因となる物質を吸い込んだり、食べたりすることで鼻の粘膜が刺激されて、かゆみが出ることがあります。

鼻水・鼻づまり

子どもの場合は、大人に比べて鼻水よりも鼻づまりの症状が出やすいといわれています。寝ているときに、鼻水がのどの奥にたれ込み、せきや寝苦しさの原因になる可能性があります。

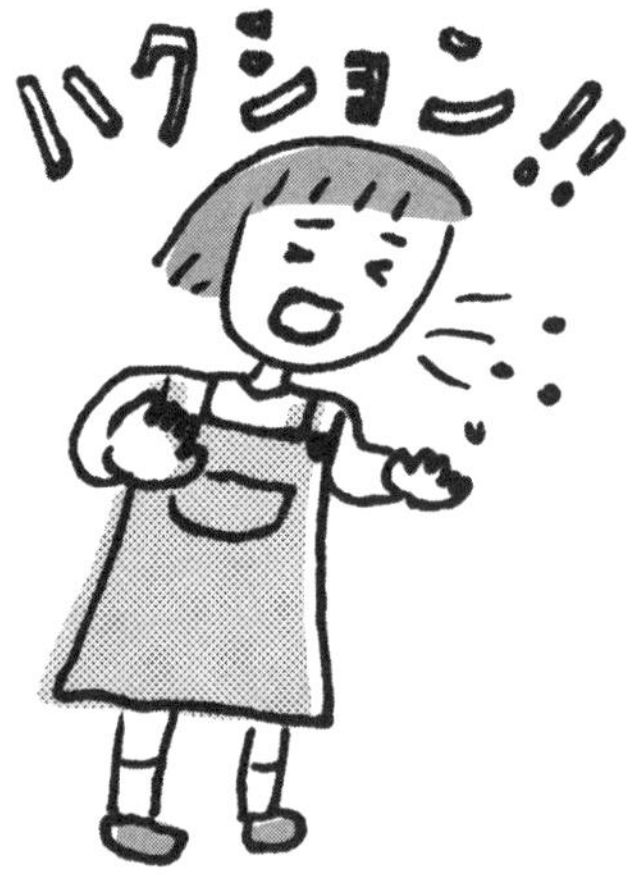

鼻

- くしゃみが出る
- 鼻水が出る
- 鼻がつまる

鼻の粘膜《ねんまく》

- 鼻の中がむずむずとかゆくなる

こんな症状もすぐに病院へ

くしゃみや・鼻水・鼻づまりが長く続き、ぼーっとする様子が見られたり、頭痛を訴えたりするようなら要注意！　集中力が低下すると日常生活にも支障が生じることがあります。

3 循環器系の症状

いつもと様子が違うならすぐに病院へ

小

児科の診察において、重症かそうでないかを見極めるときは、子どもに「活気」があるかないかで判断する場合があります。

子どもがぐったりしている、意識がはっきりしないなどが見られる場合は、循環器系の症状が強く出ていることもあり、もしかしたら、命に危険がおよぶかもしれません。

意識がはっきりしない

学童児の意識がはっきりしないときはわかりますが、乳児の場合はわかりにくいこともあります。たとえば、目線が合わなくなる、まわりに興味を示さなくなる、あやしても笑わないといったものです。

ぐったりしている

子どもの場合は、「ぐったりしたまま起き上がらない」「呼びかけに対する反応がわるい」「泣き声がいつもより弱い」といった形でアレルギー症状があらわれることがあります。乳児がぐったりしているのは、全身の状態がわるくなっているサイン。すぐに治療が必要なことがあります。

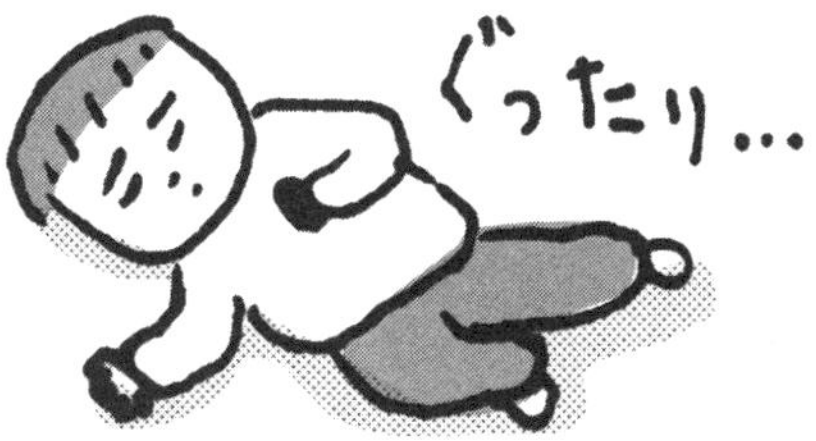

全身

- ぐったりしている
- 顔色がわるい
- 意識がはっきりしない

こんな症状もすぐに病院へ

乳幼児の場合には、循環器系の症状が突然の行動変化としてあらわれることもあります。たとえば、「急に遊ばなくなる」「短気になる」「親にまとわりつく」などの症状です。くちびるや皮フの色が白っぽい、顔色がわるい、息が荒いなどの症状も同時に出る場合は、まれに命に危険がおよぶこともあるので異変を見逃さないで。

4 呼吸器の症状

アレルギーによる呼吸器の症状は命に危険がおよぶことも

気

管支ぜん息や食物アレルギーなどで呼吸器の症状が出ることがあります。せきは感冒などの感染症でも見られるので、アレルギーによるものと区別がつきにくいです。

ただし、息をするときにヒューヒュー、ゼーゼー、というような音が何度も出る、呼吸が苦しそうなどのときには、アレルギーによる症状が疑われます。子どもの苦しそうな症状を見逃さないようにしてください。

せき

せきは、アレルギー、感染症などいろいろな病気で見られる症状です。アレルギーによる場合には、早朝や夜間にせきが出たり、せきで眠れなくなったりします。乳幼児の場合には、せきを何度もすると食べ物を吐いてしまうことがあります。2週間以上の長引くせきは、お医者さんに診てもらってください。

鼻

［アレルギー性鼻炎］

・鼻水が出る

・せきが出る

★鼻水とせきが一緒に出ることもあります

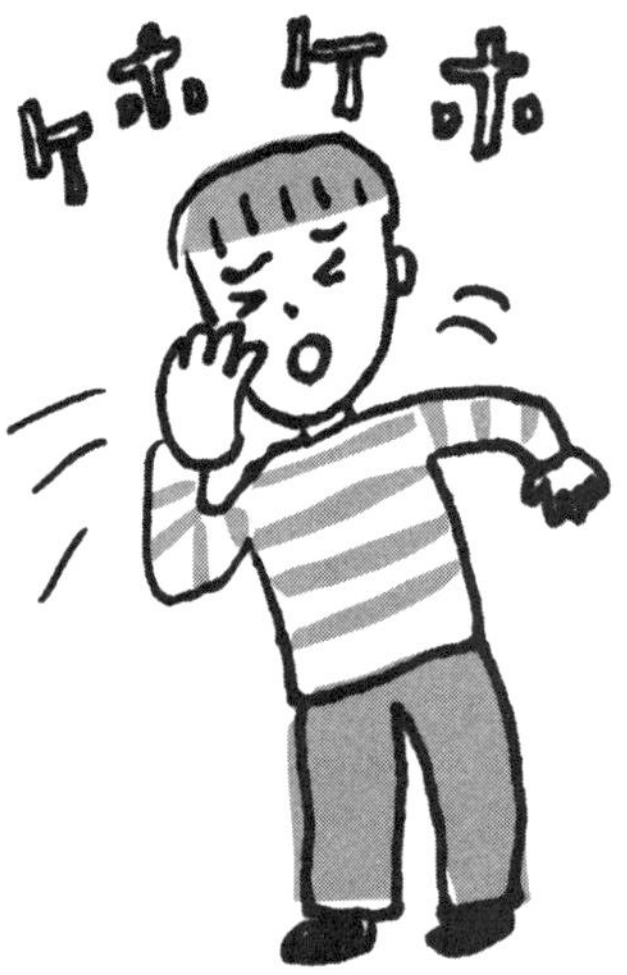

気管《きかん》・気管支《きかんし》

［気管支ぜん息］

・早朝や夜間にせきが出る

・せきがひどくて眠れない　など

［食物アレルギー］

・原因となる食べ物を口にしたあとに出る

・激しくせき込む

・食べた物を吐いたりする

こんな症状もすぐに病院へ

乳児の場合には、いつもと呼吸のしかたが違って苦しそうにしていたり、ミルクや母乳を飲む力が弱くなったりします。ひどくなると、顔色がわるくなることもあるので、状態を見逃さないようにしてください。犬の鳴き声のようなせきが出ている場合には注意が必要です。

喉頭浮腫《こうとうふしゅ》

喉頭浮腫とは、のどの奥の粘膜が腫れ、呼吸がしにくくなることです。アレルギーや感染症の炎症などによって起きます。のどの奥の粘膜が腫れると空気の通り道をふさいでしまい、窒息のような危険な状態になることも。同時に、声がかれる、うまく声が出せないというような症状が出ることがあります。

呼吸困難《こきゅうこんなん》

呼吸をするのが苦しくなる状態です。新生児や乳児は、空気の通り道である気道のつくりがやわらかくてせまく、呼吸に関係する筋肉の力がまだ弱いので、呼吸困難をともないやすくなります。そのほか鼻で呼吸をする、たんを自分でうまく出せないこともあります。

ぜん鳴《めい》

息をするときに、ヒューヒュー、ゼーゼーという音が聞こえることがあり、医学的にぜん鳴《めい》といいます。空気の通り道がせまくなっているので、呼吸が苦しくなることもあります。とくに乳児は、感染症にかかったときも同じようにぜん鳴があるので区別がつきにくいでしょう。その場合は自己判断はせずに、お医者さんに診てもらいましょう。

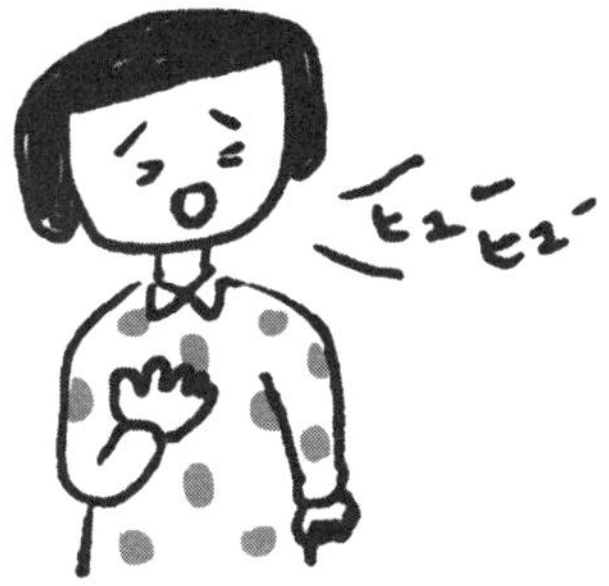

ぜん鳴

・ヒューヒュー、ゼーゼー
　という音が聞こえる
・息を吐くときにゼロゼロと
　音がする

呼吸困難・喉頭浮腫

・呼吸の仕方がいつもと違う
(肋骨の間の筋肉を使った呼吸、
肩を上下に動かした呼吸など)
・のどの下、肋骨の間、みぞおちなどが
　息をするときにペコペコとへこむ
・横になっていても息苦しそう
・息を吸うときに鼻の穴が広がる
・小鼻がぴくぴくと動く
・呼吸回数が多い
　(乳児の場合は 50 ～ 60 回以上 / 分)
・声がかすれる

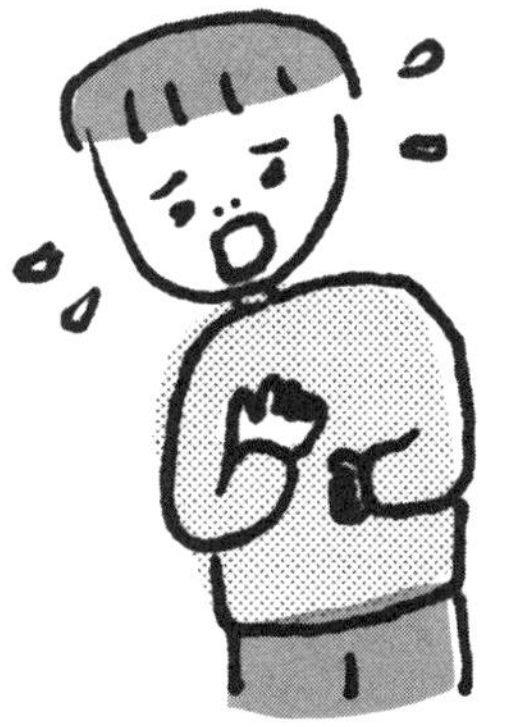

5 消化器系の症状

アレルギー反応で下痢《げり》や嘔吐《おうと》、腹痛が起きることも

子どもの腹痛の原因は、便秘や感染症などがあげられますが、アレルギー症状のひとつとしても、嘔吐や下痢、腹痛、血便などが起きることがあります。

症状は何かを食べたあとにすぐにあらわれたり、数時間や数日後に出る場合もあるので、食べ物が原因かなと思ったら、いつ何を食べたのかをお医者さんに伝えてください。

腹痛

おなかが痛くなり、嘔吐や下痢が同時に出ることもあります。小さな子どもの場合、「おなかが痛い」と言えない代わりに、なかなか泣きやまなかったり、機嫌がわるかったり、元気がなく、ぐったりしていたり、ミルクや母乳を飲まない、食欲がないといった様子が見られます。

下痢

嘔吐と同じように、アレルギーで下痢の症状が出ることがあります。

重症度に個人差はありますが、なかには、ひどい下痢になる子どももいます。

まだ母乳や粉ミルクしか飲んでいない乳児はうんちがゆるめなので、下痢と区別がつきにくいかもしれません。いつもよりおむつの交換回数が多い、おしっこの量がいつもより少ないなどの変化があったり、下痢以外のアレルギー症状があった場合は、気をつけて様子を見ましょう。

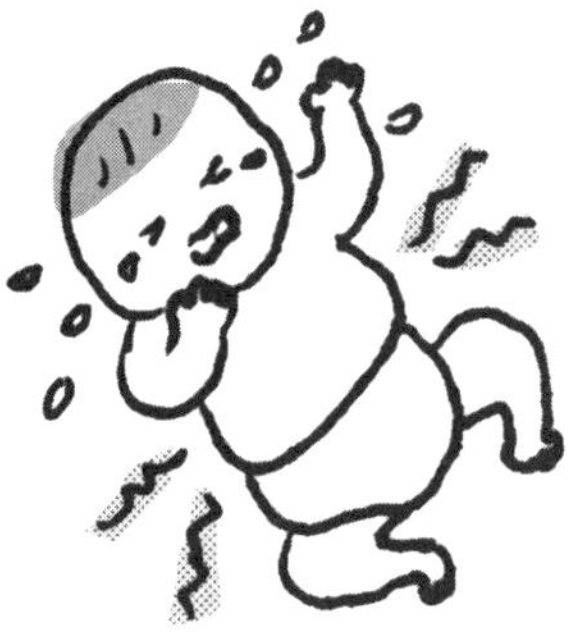

こんな症状もすぐに病院へ

乳幼児が嘔吐や下痢をくり返すと、すみやかに脱水状態になることがあります。様子がおかしいな、と少しでも思ったら迷わず病院へ。

今井先生ワンポイント！

食物アレルギーには、食後すぐに症状があらわれる即時型と、食後２時間以上過ぎてから反応の出る遅延型があります。遅延型は即時型に比べると頻度は少ないです。「新生児・乳児消化管アレルギー」は遅延型で、多くは新生児期から乳児早期に発症し、おもにミルクに反応した吐き気、下痢などの症状が出ます。

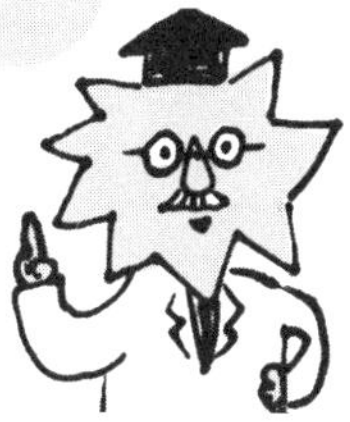

血便《けつべん》

血便は腸の病気のほかに、さまざまな病気で起こりますが、じつはアレルギーで出ることもあります。とくに新生児や乳児が発症しやすい消化管アレルギーでは、ミルクを飲んだあとに血便だけでなく、嘔吐や下痢の症状が出ることもあります。

吐《は》き気《け》・嘔吐

感染症やアレルギー、生まれながらの消化器の病気などで吐き気・嘔吐の症状が出ることがあります。ミルクや離乳食のあとに嘔吐をくり返す場合は、アレルギーによる症状かもしれません。嘔吐や下痢をくり返すと、体の水分が失われて脱水状態になる可能性もあるので、注意が必要です。

消化器系のいろいろな症状

下痢

- 何度もくり返している
- 元気がなく、ぐったりしている
- ミルクや水などの水分をとれていない（赤ちゃんの場合）
- 水分や食事をとってもすぐにおなかをくだしている
- おしっこの回数が少ない
- 顔色がよくない

など

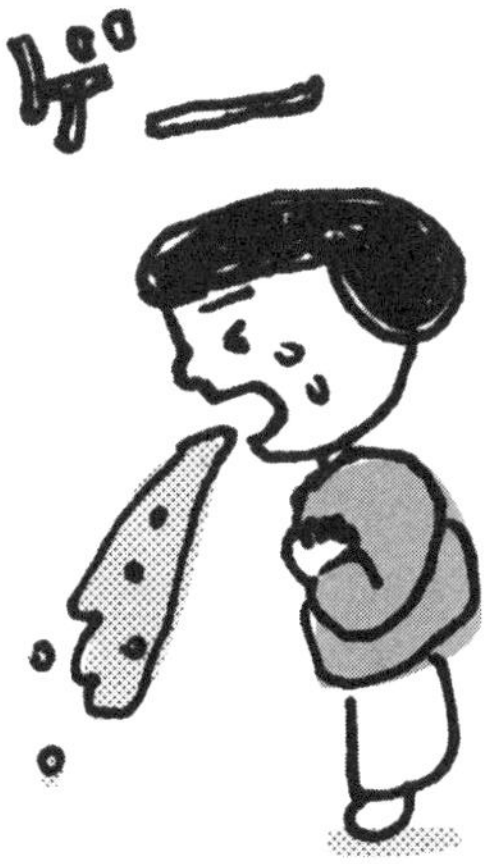

吐き気・嘔吐

ミルクや食事のあとに嘔吐をくり返したりする

腹痛

- なかなか泣きやまない
- 機嫌がわるい
- ぐったりしている
- 食欲がない　など

体重が増えない

嘔吐をくり返すため
体重が増えないことがある

こんな症状も
すぐに病院へ

腹痛・嘔吐・下痢・血便などの症状が複数重なる場合と、症状はひとつだけという場合があります。症状が軽くても、感冒（かぜ）などの感染症とは何か違うなと感じたら病院を頼りましょう。

6 アナフィラキシーの症状

呼吸困難、意識《いしき》障害《しょうがい》など重症な症状が出る可能性がある

アナフィラキシーとは、アレルギー症状が皮フ、呼吸器、消化器など複数の臓器に同時に起こることをいいます。これらは命の危険があるサインなので充分注意が必要です。過去にアナフィラキシーを起こしたことがある場合、保護者はその原因を知っておくようにしてください。緊急の対応もあらかじめ決めておくとよいでしょう。

かかりつけのお医者さんの指示のもとでアドレナリン自己注射薬を処方されている人は、ためらわずに打ってください。

アナフィラキシーショック

顔が青白い

血圧は全身へ血液をめぐらせるために必要な力のことです。血圧が低下してしまうと、ほかの臓器の動きも自ずとわるくなります。アナフィラキシーショックでは、血圧が一気に下がるため顔が青白くなったり、脈が弱くなったりします。

呼吸困難

アレルギー反応で気道の粘膜が腫れることで、空気の通る道がせまくなり、呼吸ができなくなることがあります。強いせき込みが続く、犬の鳴き声のような甲高いせきが出る、くちびるが青白いなどの症状が出ることがあり、そうした異変が見られたら、とくに注意が必要です。

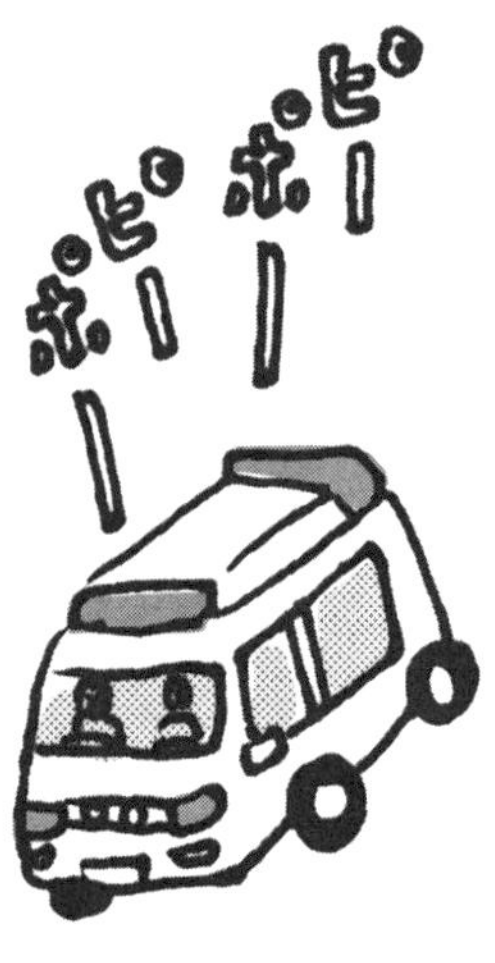

ぐったり 意識がない

アナフィラキシーショックでは、意識を失って倒れたり、ぐったりすることがあります。場合によっては、子どもが興奮したりすることも。意識を失うとともに、おしっこや便をもらすこともあります。

症状が出たらこんな疾患《しっかん》かも？

アトピー性皮《ひ》フ炎《えん》

かゆみをともなう赤みやブツブツと盛り上がりのある湿疹がくり返し起こる皮フの疾患がアトピー性皮フ炎です。かゆいのでかいてしまうと皮フの症状がひどくなり、皮フが厚くなってゴワゴワになることがあります。

概要

症状のあらわれる場所は年齢によって変化する

アトピー性皮フ炎とは、バリア機能の異常がある皮フにアレルギー反応や刺激が加わって症状が出る病気と考えられています。

乳児期は顔や頭、幼児期には体や足に広がり、ひじやひざなどの関節の内側に出ることが多く、思春期以降は全身に湿疹が出やすくなります。かゆいからといって患部をかいてしまうと、湿疹が広がったり、皮フが厚くゴワゴワになることがあります。

要因

要因は「体質的なもの」と「環境的なもの」がある

おもな原因はアレルギーと考えられがちですが、実際には体質や環境の要因がいくつか合わさって症状が出るといわれています。

体質の要因とは、本人や家族がアレルギー体質であること、皮フのバリア機能が低下していることなども指します。

環境の要因とは、ダニやハウスダスト、食べ物、花粉、動物の毛などアレルギーの原因がある中で生活することです。

診察

アトピー性皮フ炎では特徴的な皮フの症状が出る

左右対称で特徴的な皮フの症状が出たり、反応がくり返されたりするなどが乳児で2ヵ月以上、幼児以上では6ヵ月以上続けて見られるとアトピー性皮フ炎と診断されます。

治療には、スキンケアの指導（清潔と保湿）、症状を悪化させる要因対策（室内の掃除、皮フに刺激の少ない衣類、バランスのとれた食事）、ステロイド外用薬などの適切な薬による治療が必要です。

気《き》管《かん》支《し》ぜん息《そく》

呼吸をするときにゼーゼー、ヒューヒューという音が出るなど、呼吸が苦しいと感じる症状をくり返す病気がぜん息です。気管支ぜん息の重い発作が起きると、呼吸ができなくなって命を落とす危険もあります。

概要

気管支ぜん息を発症する子どもや大人が増えている

口や鼻から、のどを通って肺までの空気の通り道を「気道」といいます。のどから肺につながる管の部分を医学的に気管や気管支と呼びます。

気管支ぜん息では、おもにアレルギーが原因となり、気管支で慢性的に炎症が起きます。結果として気管支が過敏な状態になり、運動や寒気、かぜなどの刺激でせきが出たり、呼吸が苦しくなったりします。

気管支ぜん息の発作が出ているときは、空気の通り道がせまくなっているので、呼吸をするとゼーゼーやヒューヒューと音が鳴ります。せきで目が覚める、せきで吐く、感冒（かぜ）のあとにせきが続くなども見られます。

要因

ぜん息はいくつかの要因が合わさって起きる

気管支ぜん息はひとつの要因だけでなく、いくつかの要因が合わさって症状が起きます。ひとつめの要因は、ダニやハウスダスト、カビ、動物の毛に対するアレルギーです。

そのほかにかぜなどの感染、タバコの煙、薬、冷たい空気、汚れた空気などの外的要因のほか、運動なども気管支ぜん息の原因になるといわれています。

診察

ぜん息の状態把握は毎日の記録が助けになる

乳児は、感冒（かぜ）のときでもヒューヒューという音が出ることがあるため、1回症状が出ただけでは判断がむずかしいです。症状をくり返していくと、気管支ぜん息と診断されていきます。

気管支ぜん息の治療では、気道の炎症を抑えて発作を起こさないようにすることがまずは重要になります。医師の判断で、炎症を抑える吸入ステロイド薬やロイコトリエン受容体《じゅようたい》拮抗薬《きっこうやく》などが処方されます。また、寝具の掃除、床掃除、ぬいぐるみの洗濯などアレルギーの原因となるダニやホコリを避けるようにすることも大切です。

また、「ぜん息日記」といって毎日の様子を細かく記録し、ぜん息の状態をお医者さんと一緒に家族もこまめに把握していくことも重要です。

食物アレルギー

食べ物に対する免疫反応で、皮フの赤みやブツブツ、せきなどの症状が出ます。ときに、生命が危険な状態になることもあるアナフィラキシーという症状も起こすため、細心の注意が必要です。

概要

乳幼児に多い食物アレルギー

食物アレルギーでは、鶏卵、牛乳、小麦など、アレルギーの原因となる食べ物により、さまざまな体の症状を引き起こします。皮フの赤みやブツブツ、かゆみといった皮フ症状、くしゃみ、鼻水などの粘膜に関する症状、さらにせき、嘔吐、下痢などの症状が出ます。

食物アレルギーは、とくに乳幼児に起こりやすく1歳未満の乳児では、10～20人に1人の割合で発症するといわれています。成長とともに食べられないものも変化していきますが、逆に食べられるようになることもたくさんあります。

要因

食物アレルギーの原因となる食べ物はさまざま

食物アレルギーの原因となる食べ物は、人によって異なります。アレルギーを起こしやすいおもな食べ物は、鶏卵、牛乳、小麦以外にも木の実類、魚卵、エビ、カニ、果物、ピーナッツ、そば、大豆があげられます。

日本では、加工食品の包装においては卵、牛乳、小麦、エビ、カニ、そば、落花生の7つの食品に対して表示が義務づけられています。

診察

食後に気になる症状をくり返す場合は病院へ

食事のあとに、皮フの赤みや下痢などの症状が出たら、病院に行きましょう。

病院では、食事の習慣や食物アレルギーの症状、アレルギー疾患をもつ家族の有無などを聞かれます。食物アレルギーの診断には、いつ、何を、どれくらいの量を食べて、どれくらいの時間で、どのような症状が出たかが重要なため、メモなどに記録しておきましょう。

乳幼児は、症状を自ら伝えることができないので、まわりの大人が、はじめて口にする食べ物を食べたあとに、いつもと違うことが起きないかどうか気にしておいてください。

専門のお医者さんのもと、アレルギーの原因食物の除去も必要です。

アレルギー性鼻《び》炎《えん》

ダニやハウスダスト、花粉といった原因物質に対して鼻の粘膜が反応し、くしゃみや鼻水、鼻づまりなどの症状を起こすのがアレルギー性鼻炎です。アトピー性皮フ炎や気管支ぜん息などほかのアレルギー疾患も合併することもあります。

概要

鼻水が出たり鼻づまりになったりする

アレルギーの原因となるダニやハウスダスト、花粉などが鼻に入って免疫反応が起きると、くしゃみや鼻水、鼻づまりなどの症状が起きます。これがアレルギー性鼻炎です。

幼児から大人まで発症する可能性のある病気です。鼻水や鼻づまりは、かぜなどの感染症でも起きますが、この場合は、1～2週間で治ることが多いです。

アレルギー性鼻炎の場合は症状が長引きます。また、アレルギー性鼻炎の場合は、感冒（かぜ）などと違って発熱しません。くしゃみをくり返したり、水のような鼻水が出るという特徴があります。

要因

子どもの原因はダニやハウスダストが多い

アレルギー性鼻炎の原因には、ダニ、ハウスダスト、カビ、ペットの毛、花粉などが考えられます。ダニやハウスダストなどが原因の場合には、一年を通して症状が出ますが、花粉が原因の場合には春、秋など特定の季節に症状が出る特徴があります。

子どもの場合は花粉症が原因の鼻炎よりも、ダニやハウスダストなどが原因となるアレルギー性鼻炎が多いでしょう。アレルギーの原因となるペットは飼わないほうがよいですが、むずかしい場合は寝室に入れないようにしましょう。

診察

鼻水や鼻づまりが続くときには病院へ

鼻水や鼻づまり、くしゃみなどの症状が続くときは、病院に行ってみましょう。いままでの症状や経過、鼻の中の観察や検査でアレルギー性鼻炎と診断されます。アレルギー性鼻炎では、症状が起きる原因を突きとめて除去することが大切です。

たとえば、原因がダニやハウスダストの場合、掃除の徹底、床はじゅうたんではなくフローリングにする、温度や湿度の管理などの対策が有効です。鼻の症状が生活に影響がある場合は手術による治療法もあります。

最近では、アレルゲン（ダニかスギ花粉）を少しずつ体内に吸収させる舌《ぜっ》下《か》免疫《めんえき》療法《りょうほう》もあります。

アレルギー性結膜炎《けつまくえん》

目に起きるアレルギーの疾患です。花粉症・アレルギー性鼻炎などと同じ原因で症状があらわれ、処方される薬で症状が改善することが多いですが、重症化すると視力障害につながることもあるので注意が必要です。

概要

目はアレルギー性疾患になりやすい

目もまた、アレルギーがあらわれやすいところです。結膜は直接外界に接しているのでアレルゲンが入りやすく、実際のアレルギーの反応を引き起こす免疫細胞がたくさん集まっている場所でもあります。

アレルギーの原因となる花粉やダニ、ハウスダストなどが目に入ると、目そのものとまぶたやまぶたのふちなどがかゆくなります。

ほかにも、まぶたの裏側に粒状の盛り上がりができて、まばたきの際にゴロゴロと「異物感」があったり、小さなゴミが入ったように感じることもあります。

要因

約85%の患者さんが花粉アレルギーと推測

ダニ、ホコリ、スギやブタクサ、ペットの毛などが飛び散って、目の粘膜に付着して、かゆみや腫れなどを起こします。

アレルギー性結膜疾患の患者さんの約85%が花粉によるといわれています。スギやヒノキのほか、イネ科の草や、キク科のヨモギ、ブタクサなどの花粉に反応してアレルギー性結膜疾患になります。

アトピー性角結膜炎、春季《しゅんき》カタル、巨大乳頭性《きょだいにゅうとうせい》結膜炎の疾患も含まれていますが、このうち、アトピー性角結膜炎はアトピー性皮フ炎の方に見られる慢性結膜炎を指します。

春季カタルは上まぶたの裏側に巨大な乳頭というものが見られ、幼稚園児から小学生の男の子に多い特徴のある疾患です。

診察

アレルギー専門医のほかに眼科を受診してもよい

目に症状があらわれたときは、アレルギーの専門医のほかに眼科を受診することをおすすめします。

アレルギー性結膜炎の治療薬は、抗ヒスタミン成分が入った目薬や飲み薬などが処方されることが多いでしょう。

重症化すると視力障害につながることもあるので眼科専門医の治療を受けてください。

アナフィラキシー

アナフィラキシーとは、全身にアレルギー症状が出る反応のことです。アナフィラキシーショックとは、アナフィラキシーによって意識の障害や血圧の低下が起こり、生命が危険な状態になることを指します。

概要

命が危険な状態になるアナフィラキシー

アナフィラキシーとは、おもにアレルギーの原因となる食べ物を食べたり、薬を飲んだり、ハチに刺されたりしたあとに、短い時間で全身に症状が出ることです。

症状は、皮フの赤みやむくみ、ブツブツ、目のかゆみから呼吸困難、嘔吐、下痢、意識の障害までさまざまですが、命が危険な状態になる可能性もあるので注意が必要です。症状が出るまでの時間は、原因によって異なるといわれています。子どもから大人まで、誰でも発症する可能性のある危険な状態です。

要因

子どもは食べ物由来によるアナフィラキシーが多い

ハチなどの昆虫や薬、ゴム製品によるアナフィラキシーもありますが、子どもの場合、多くの原因は食べ物によるものです。鶏卵、牛乳、小麦、ピーナッツ（落花生）などで症状が出やすいものの個人差が大きく、ほかの人には反応が弱いアレルゲンでもアナフィラキシーが起きることもあります。

自分が何に強くアレルギー反応が出るかをきちんと知っておきましょう。

診察

まず命の危険がある状態からすぐに脱すること

アナフィラキシーでは、血圧の低下や意識の障害、呼吸困難などの症状が出ることもあります。病院に行くと、まず全身を通常の状態に戻すための治療が行われます。命の危険を回避することができたら、アナフィラキシーが起きた原因を突き止めるための検査を行い、今後同じような症状が出ないように医師と相談して対策を立てます。

自宅や外出先でアレルギーの原因となる食べ物を誤って食べてしまうこともあるので、緊急時に自分で注射できるアドレナリン自己注射薬を携帯するように処方される場合もあります。

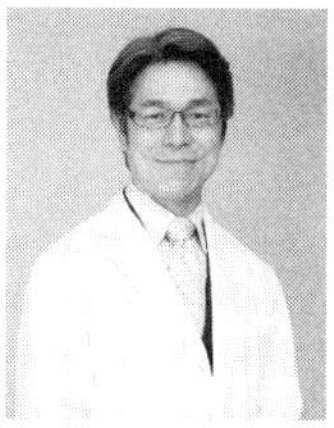

今井 孝成 いまい たかのり

昭和大学医学部小児科学講座 教授
日本小児科学会専門医・指導医
日本アレルギー学会指導医

東京慈恵会医科大学医学部卒業後、
昭和大学医学部小児科学講座入局。
国立病院機構 相模原病院小児科医長を経て、現職。
食物アレルギーを専門とし、
東京都アレルギー疾患対策検討部会の委員や
文科省「学校給食における食物アレルギー対応指針」
作成委員会の委員長などを歴任。
厚生労働科学研究班
「食物アレルギーの栄養指導の手引き」の作成委員長を務め、
日本小児アレルギー学会
「食物アレルギー診療ガイドライン 2012」の作成や
品川区、横浜市、相模原市など自治体の
食物アレルギー対応マニュアルの監修にも携わる。

出典元：

独立行政法人 環境再生保全機構 https://www.erca.go.jp/
『小児気管支ぜん息の経年変化および地域差に関する調査研究』の
「アレルギー疾患有症率の推移」
「アレルギー疾患患者におけるほかのアレルギー疾患の合併頻度」

一般社団法人 日本アレルギー学会 https://www.jsaweb.jp/
消費者庁 食物アレルギーに関連する食品表示に関する調査研究事業
平成 29（2017）年「即時型食物アレルギー全国モニタリング調査結果報告」

日本耳鼻咽喉科免疫アレルギー学会 http://jiao.umin.jp/
「鼻アレルギー診療ガイドライン 2020 年版
主な花粉症原因植物の花粉捕集期間（2002 ～ 2018 年開花時期）」

参考資料：

独立行政法人 環境再生保全機構 https://www.erca.go.jp/
「小児アトピー性　皮膚炎ハンドブック」
「ぜん息予防のための よくわかる 食物アレルギー基礎知識」

一般社団法人 日本アレルギー学会
「アレルギーの病気とは」https://www.jsa-pr.jp/html/sickness.html

消費庁「食品表示について」「食品表示法」
https://www.caa.go.jp/policies/policy/food_labeling/food_sanitation/allergy/

厚生労働省
「授乳・離乳の支援ガイド（2019 年改定版）」
https://www.mhlw.go.jp/stf/newpage_04250.html
「重篤副作用疾患別対応マニュアル」
https://www.mhlw.go.jp/topics/2006/11/dl/tp1122-1h09.pdf

厚生労働省健康局生活衛生課
「健康な日常生活を送るために」
https://www.mhlw.go.jp/bunya/kenkou/seikatsu-eisei/dl/sick_house.pdf
「厚生労働科学研究班による 食物アレルギーの栄養食事指導の手引き 2017」
https://www.foodallergy.jp/wp-content/themes/foodallergy/pdf/nutritionalmanual2017.pdf

東京都福祉保健局　https://www.fukushihoken.metro.tokyo.lg.jp/allergy/
「子供を預かる施設における食物アレルギー日常生活・緊急時対応ガイドブック」
「健康・快適居住環境の指針」
日本小児アレルギー学会食物アレルギー委員会
「食物アレルギー診療ガイドライン 2016 ダイジェスト版」

南山堂：今井孝成編
「お母さんのアレルギー診療と子どもの発症予防：妊娠の準備から離乳食の進め方まで」

中山書店：海老澤 元宏編
「年代別アレルギー疾患への対応（小児科臨床ピクシス）」

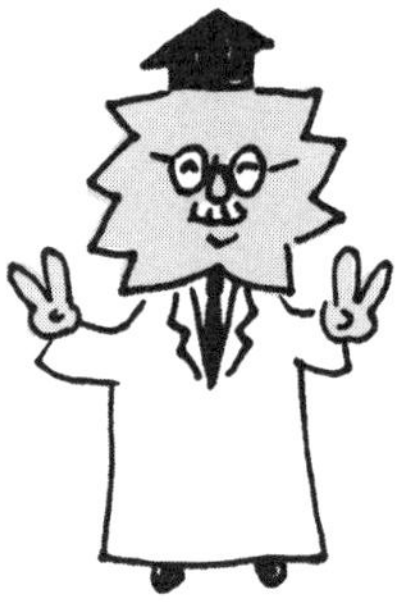

Staff

デザイン
黒田朝子　佐久間雅一（NikoWorks）

執筆協力
泉かほる　鹿田元　住田真貴　横山由希路

イラスト
鹿又きょうこ　村田エリー　浅羽 pipi

企画・編集
いしびききょうこ　太田菜津美（NikoWorks）

企画・進行
鏑木香緒里

心配になったら一番最初に読む本
こどものアレルギー基礎 BOOK
2021 年 2 月 20 日 初版第 1 刷発行

監修　今井孝成
発行者　廣瀬和二
発行所　株式会社 日東書院本社　〒 160-0022　東京都新宿区新宿 2 丁目 15 番 14 号 辰巳ビル
TEL 03-5360-7522（代表）　FAX 03-5360-8951（販売部）
振替　00180-0-705733　URL http://www.TG-NET.co.jp
印刷・製本　共同印刷株式会社